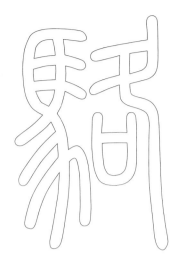

海派骆氏妇科治疗不孕不育症

主审　胡国华

主编　骆春

U0307693

中国中医药出版社

·北京·

图书在版编目（CIP）数据

海派骆氏妇科治疗不孕不育症 / 骆春主编 . —北京：中国中医药出版社，2019.7
ISBN 978 – 7 – 5132 – 5405 – 2

Ⅰ .①海…　Ⅱ .①骆…　Ⅲ .①不孕症—中医妇科学　Ⅳ .① R271.14

中国版本图书馆 CIP 数据核字（2018）第 280474 号

中国中医药出版社出版
北京经济技术开发区科创十三街 31 号院二区 8 号楼
邮政编码　100176
传真　010-64405750
赵县文教彩印厂印刷
各地新华书店经销

开本 787×1092　1/16　印张 12.5　彩插 1　字数 192 千字
2019 年 7 月第 1 版　2019 年 7 月第 1 次印刷
书号　ISBN 978 – 7 – 5132 – 5405 – 2

定价　69.00 元
网址　www.cptcm.com

社 长 热 线　010-64405720
购 书 热 线　010-89535836
维 权 打 假　010-64405753

微信服务号　zgzyycbs
微商城网址　https://kdt.im/LIdUGr
官 方 微 博　http://e.weibo.com/cptcm
天猫旗舰店网址　https://zgzyycbs.tmall.com

如有印装质量问题请与本社出版部联系（010-64405510）
版权专有　侵权必究

上海市卫生和计划生育委员会项目——
上海市中医临床重点学科建设
项目编号：ZYFK2012001

上海市卫生和计划生育委员会、上海市中医药发展办公室项目——
上海市基层名老中医专家传承研究工作室建设
项目编号：JCZYGZS–026

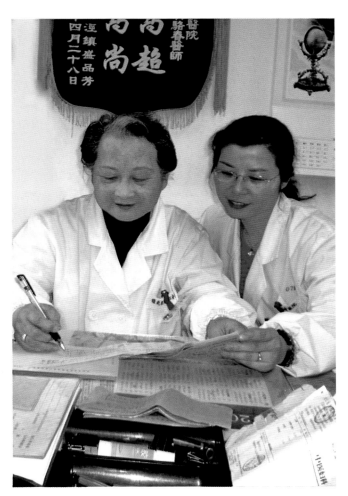

2006 年 4 月骆益君与骆春母女在午休时一起阅览病案

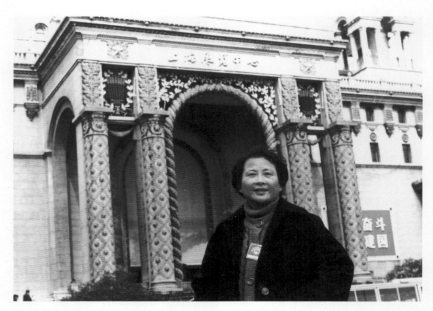

20 世纪 80 年代骆益君先生
在上海展览中心参加上海市人大会议期间留影

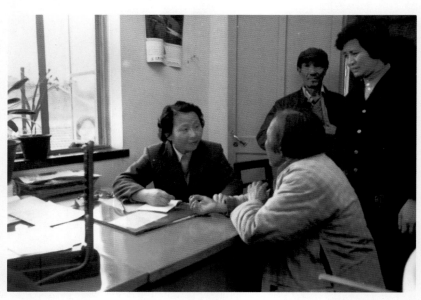

20 世纪 80 年代骆益君先生下乡为农民义诊

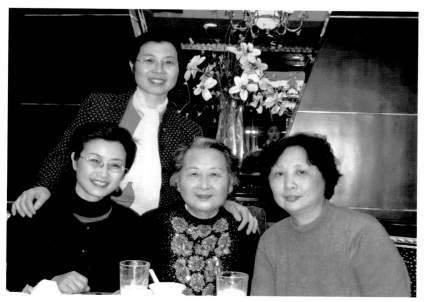

骆益君与三位女儿合影

（左一：幼女骆平，右一：长女骆枫，后排：次女骆春）

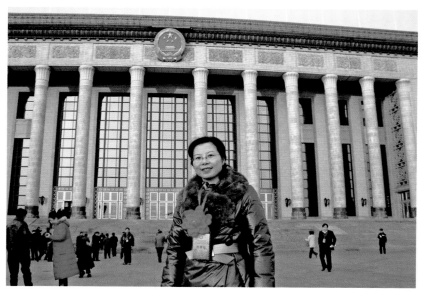

2009年骆春参加"全国基层优秀名中医颁奖大会"

在人民大会堂前留影

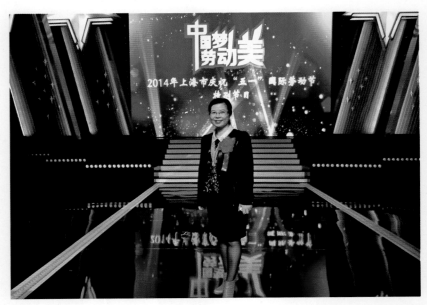

骆春荣获全国五一劳动奖章时
在上海东方电视台参加 2014 年上海市庆祝五一特别节目录制

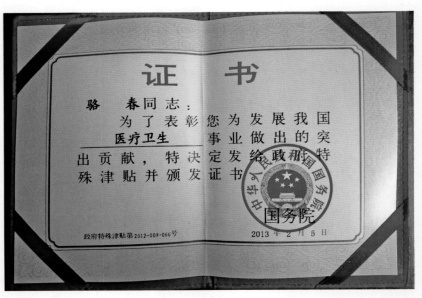

骆春荣获国务院政府特殊津贴证书

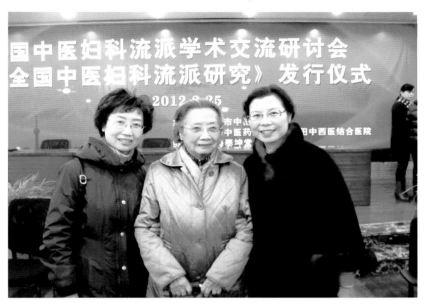

骆春（右）参加全国中医妇科流派学术交流研讨会
与国医大师朱南孙先生及其女儿许传荃老师合影

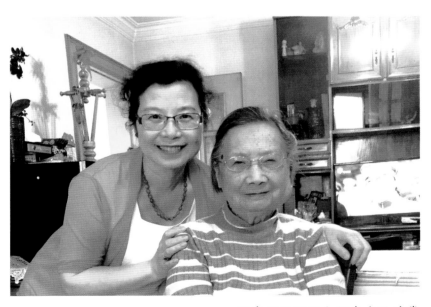

骆春拜访国医大师朱南孙前辈

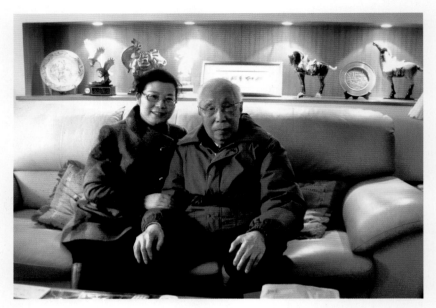

骆春拜望全国名老中医蔡小荪前辈

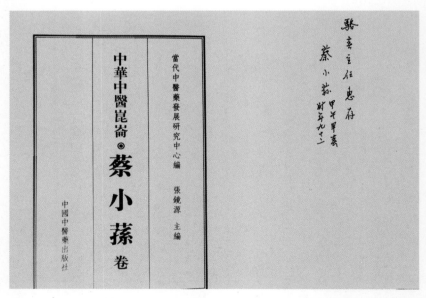

全国名老中医蔡小荪给骆春赠书并题词

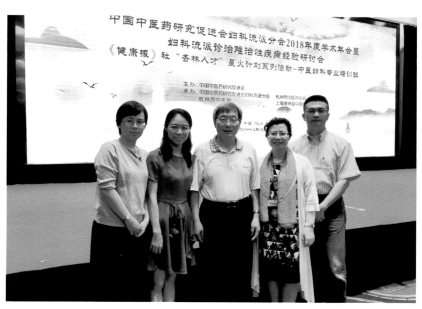

骆春（右二）和其学生在学术会议上
与中国中医药研究促进会妇科流派分会会长胡国华教授（中）合影

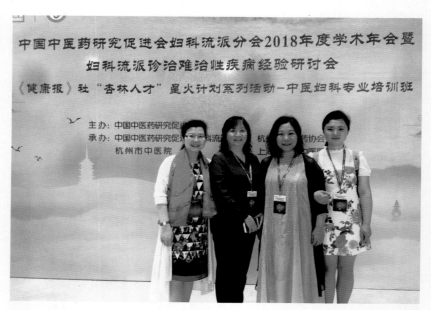

骆春（左一）参加 2018 年中医妇科流派年会
与张婷婷（左二）、徐莲薇（右二）二位教授及学生合影

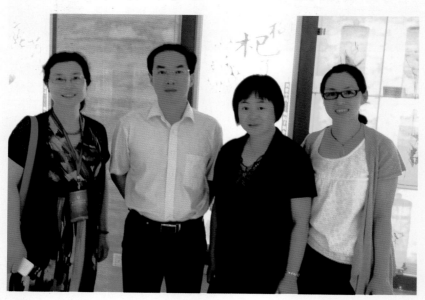

骆春参加全国第六次民间医药学术年会与上海分会主委俞小平教授
和医院李伟院长、内科主任茅靖合影于天津武清中医院文化长廊

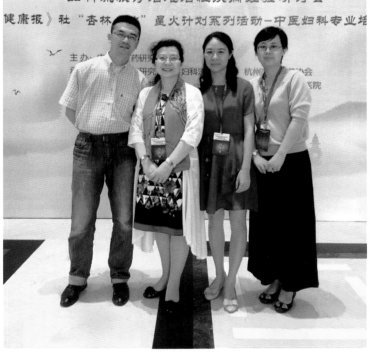

骆春与学生参加 2018 年妇科流派年会合影

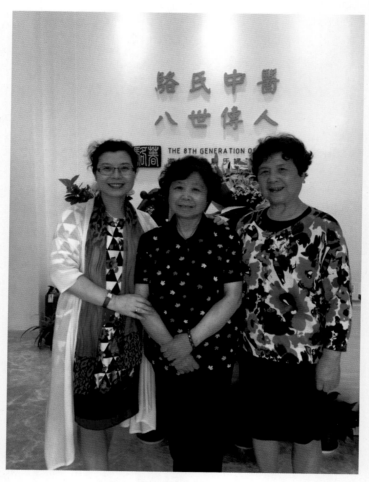

骆春与师姐俞志萍（左二）、钟文秀（右一）
在上海骆春诊所合影

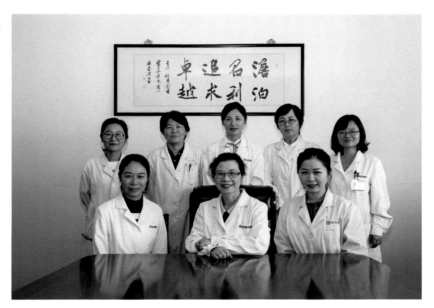

骆春与学生合影（前排左起：徐慧婷、骆春、骆融 后排左起：张甜甜、刘莹、曹赟赟、宋琴、谢正华）

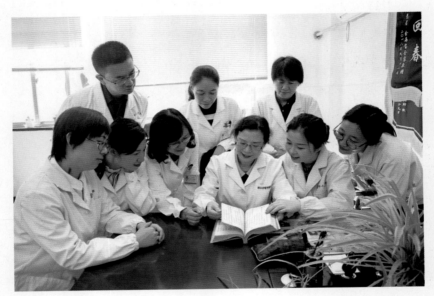

骆春给学生们讲解骆氏妇科指南

序

欣闻《海派骆氏妇科治疗不孕不育症》这本历时数年、凝聚编者心血的书即将付梓，甚为高兴。

中医学肇自岐黄，源远流长，传承千年，历久弥新。近年来中医流派的传承发展迅速，在中医流派的锦绣园林中海派妇科流派尽显奇葩光彩，而位于浦江之首、上海之根——古城松江的骆氏妇科就是其中一支，她如空谷幽兰，清香宜人。

我们朱氏妇科和骆氏妇科因医结缘，世代交好。骆氏六世传人骆润卿曾多次邀请我父亲朱小南赴松江同台义诊，为劳苦病患服务；骆氏七世传人骆益君和我于1983年同时当选为第八届上海市人大代表，并且分在同一个小组，一起为振兴中医事业参政议政，奔走出力；其八世传人骆春和我女儿许传荃如同姐妹，情投意合。骆春在松江泰晤士小镇的工作室开业大喜之际，我曾书写"骆氏妇科，杏林瑰宝"匾额以示祝贺。

今翻阅书稿，我感触良多，脑海里想得最多的，还是"传承"二字。

骆氏妇科，传承的是慈悲待人的医者风骨，唯以慈悲待世人。书中通过许多生动的鲜活事例，从有记载的五世骆肖亭到如今的八世骆春，他们将骆氏妇科的医德医风展现得淋漓尽致，让人钦佩和感动。

骆氏妇科，传承的是高超医术。在学术上旁征博引，结合其祖传"骆氏妇科指南"，师古而不泥古，发扬而不离宗，善用奇经理论治疗妇科疑难杂症。立法处方虽多遵古训，但又不拘一家之言，善用血肉有情之品填补奇经，亦善用虫类药治疗顽疾。此书专门针对时下较为普遍的不孕不育症，分门别类，对症用药，分享了诸多临床经验和真实案例，其中还不乏有许多家传秘方。

骆氏妇科，传承的更是普世价值观。骆氏中医乃杏林世家，倾心探研，代代相传。书中每一条临床经验的取得，每一个典型医案的背后，都凝聚着骆氏中医一代人、甚至几代人的心血。历代名医躬身实践，倾其一生所得的宝贵临床经验及验方，旧时多属秘而不传。而如今骆氏也毫无保留，将验方和经验公之于众，体现了医者的大胸怀、大气度。同时，也是为了让骆氏妇科的学术思想和临床经验发扬光大，令更多的医生和病患从中受益，此举善莫大焉。

我虽已九十有七，但对中医事业的热爱从未衰减，今能看到中医后人以勇于担当的使命感及责任感，竭尽所能地传承发扬中医，我深感欣慰！也希望这份热爱和执着继续激励中医人不忘初心，牢记使命，把辉煌的中医中药文化传承下去，发扬光大！

是为序。

朱南孙

二〇一八年仲夏

前　言

海派中医源远流长，流派纷呈，名家辈出。古代因交通不便，疏于交流等原因，在地域文化影响下，形成诸多流派，服务一方百姓，各具特色，各领风骚。在过去的几十年里，由于历史等原因，许多流派都没有得到保护和传承，如今国家给中医药的传承与发展提供了更高更好的平台和机遇，制定了更多的政策与法律、法规给予支持。海派中医是海派文化的重要组成部分，近十多年来海派中医妇科流派发展迅速，传承创新，生机勃勃，在海派中医杏林园中尽显异彩。

中医之根源于临床。薪火相传，当师古不泥古，发扬不离宗。继承不忘传承，传承不忘创新。作为海派中医妇科流派的骆氏妇科第八代传人，我有责任去挖掘、传承骆氏妇科的学术思想和临证经验，承前启后，尊古创新，发扬光大，生生不息，更好更多地服务各方百姓。

骆氏妇科位于上海之根的古城松江，她起源于清代雍正后期，薪火传承近三百年，世代家传，精研岐黄，口授心传，代有精医，悬壶济世，耕耘不辍，卓有成效，惠泽众生。骆氏妇科在绵延的历史长河中，历经起伏与磨难，因为战火及"文革"的动乱，再因前辈的相继离世，所以现在的记录只是一鳞半爪，根源有待我们作进一步追溯探寻。现只能从五世说起。

五世骆肖亭乃我曾祖父，为擅治妇科诸症的岐黄世家，晚年将毕生的经验编著了《骆氏妇科指南》等书籍传予后人，为骆氏妇科的传承与发展奠定了坚实的基础。

骆氏六世的代表人物骆润卿，解放前历任松江中医师工会理事长。他精通经典著作，潜心研读妇科各家学说，心怀济世，仁心仁术，德高望重，乃当地名流。

　　母亲骆益君为骆氏妇科七世传人，在骆氏妇科的传承与发展中，起着承前启后的重要作用，是松江地区公立医院中医妇科的创始人。她重视整体观念，内妇结合，探本穷源。20世纪70年代就提出男女同查同治的观点。注重心身医学，强调药治和意治并重。20世纪90年代初就开展了对免疫性不孕不育的研究，用中医的宏观辨证与西医的微观辨病相结合，自拟经验方，治愈了无数的疑难杂症，使患者与家庭如愿以偿，享受天伦之乐。她是百姓口口相传的"送子观音"！故医名远扬，享有盛誉，远近各省及港澳台、欧亚等国的患者也慕名求诊。

　　本人骆春为骆氏妇科第八代传人，致力于中医妇科临床第一线已整整38年。2010年，在国医大师朱南孙教授和全国名老中医蔡小荪教授的推荐下，在上海市名中医、全国名老中医学术传承指导老师、中国医促会妇科流派分会会长、原上海市妇科分会主委胡国华教授和上海市师承教育管理办公室主任、上海市中医学会妇科分会副主任委员、世界中医联合会妇科专业委员会理事黄素英主任的引领下，开始走上了流派传承研究的道路，探寻骆氏妇科的起源、传承与发展，总结了前辈的学术思想和临证经验，先后参与编写了流派类著作四部。2012—2015年，完成了《上海市中医临床重点学科（中医妇科学）》的建设项目，2015年列为《骆春上海市基层名老中医专家传承研究工作室建设项目》，平台的搭建为传承团队提供了更好更高的发展前景，为传承研究工作提供了政策的支持和经费的保证。近20年来，我在祖传方的基础上加以研究改良，制定了适合不同病证的方剂。2006年，将中医传统理念跟现代医学科技相结合，创立了具有骆氏妇科特色的"骆氏中药腹部穴位敷贴加离子导入法"，内外同治，提高了疗效，降低了药物的副作用。

　　当代社会年轻人面临着更多的压力和挑战，随之而来的是不孕不育症的发生率逐年攀升，已成为夫妻间感情破裂、家庭矛盾、社会不稳定的因素之一。作为骆氏妇科的传人，应将骆氏妇科治疗不孕不育的宝贵经验总结传承发扬，特编写此书，以寄希望能和同仁们切磋，给后辈医者以帮助，更多更好地为患者解除病痛，造福世人。

　　本书从骆氏流派的渊源、医家的略传、学术思想和治疗不孕不育的思路与方法、各类病案、验方加以归纳梳理，从诊治用药的角度，揭示了骆氏妇科治疗各类不孕不育的诊治特色，这是骆氏妇科几代人的经验结晶，经过长期临床的反复验证，疗效确切。

　　本书的编写有幸得到了中医妇科界的泰斗、国医大师朱南孙教授和她女儿许传荃老师的热情帮助和支持，97 岁高龄的朱老不顾天气炎热为书作序，令晚辈深承敬佩与感激！胡国华教授在身体有恙时仍欣然接受我们的请求，主审通篇书稿，提出了宝贵的建议，真是令人感动！黄素英教授在我们启动编写过程中给予了帮助与指导，使我们幸遇出版社华中健老师的理解和鼎力相助。还有师姐、门生们克服困难，夙兴夜寐，通力协作！在此一并表示由衷的深深的感谢！

　　由于编者才疏学浅，缺乏经验，本书疏漏之处，期望同道与读者多多指正。

骆春

2018 年秋

目录

骆氏妇科渊源

在浦江之首，上海之根的松江，有着具有近 300 年历史传承、世袭八代的百姓口口相传的"送子观音"世家——骆氏中医妇科，作为骆宾王的后裔，骆氏妇科可追溯到清代雍正后期，家学渊源，名医辈出，名扬四方，为海派中医妇科之一。骆氏妇科在绵延的历史长河中，历经起伏与磨难，赖于先辈们的坚守，积累了丰富的临证经验和行之有效的祖传验方，治愈了无数妇科及内科的疑难杂症。改革开放以来，还吸引了不少东南亚及欧美各国的患者。因为前辈的相继离世，只剩七世传人骆益君先生的遗留手迹和八世骆春儿时聆听祖辈们的口述，所以现在所回忆记录的只是一鳞半爪，根源有待吾辈进一步追溯探寻。

四世：骆桂堂出生不详，殁于 1862 年。

五世：骆肖亭（骆桂堂独子），生于 1852 年，殁于 1923 年。

六世：骆绿洲（骆肖亭长子），生于 1891 年，殁于 1960 年。

骆干臣（次子），生于 1896 年，殁于 1937 年。

骆润卿（幼子），生于 1900 年，殁于 1973 年。

七世：骆秋成（骆干臣次女），生于 1920 年，殁于 1938 年。

骆镇华（骆干臣之子），生于 1922 年，殁于 1950 年。

骆益君（骆润卿之女），生于 1925 年，殁于 2007 年 8 月。

骆氏妇科嫡系及门生传承图

嫡系传承图

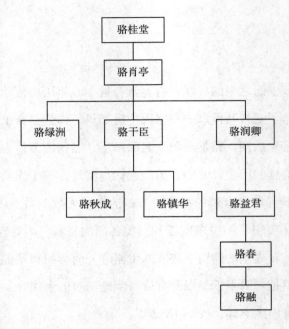

门生传承图

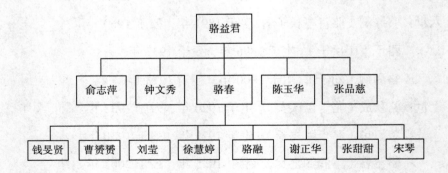

骆氏妇科医家略传

一、五世骆肖亭

骆肖亭（1852—1923）字祖望，男，松江府华亭县人，享年71周岁，为清末秀才。祖辈世代精医，至肖亭公已逮五世（原有骆肖亭五世女科大方脉黑底金字牌匾一块，毁于"文革"中）。骆肖亭幼承庭训，深受骆氏中医传统熏陶，随严父骆桂堂公习医。因少年失怙，而易门师从松江名医表叔唐小村（松江唐家女科26世）。肖亭天资聪慧，刻苦勤奋，悉心钻研，学以致用，将骆氏先辈的祖传经验与唐氏女科的精髓有机结合，融会贯通。20岁即在松江长桥南街应诊，独当一面。同时，对《内经》《难经》及仲景学说深有研究，博览唐、宋、金、元以及明清诸家著述，撷取其精华，尤其对叶天士的学术，深入探索而得其精髓，并对叶天士医案的有些版本作了批注。著有《骆氏女科切要》《巾帼针》等（部分在抗日战争中被毁，部分在"文革"中被毁）。现仅存《骆氏妇科大意》《家藏女科心法》，是七世传人骆益君初习医时的手抄本（肖亭公和润卿公的亲笔手稿均已散佚无存）。五世传人骆肖亭素为擅治妇科诸症的岐黄世家，主张治病求本，以调脏腑之气为重，并认为妇科应以调肝为首要。清末民初，兵荒马乱，民不聊生，卫生条件很差，疫病流行，当时西方医学刚刚传入我国，百姓对其尚不信任，并且西药药价昂贵，非一般百姓所能承受，因此对于许多急性传染病，百姓大多相信追随中医治疗。在肖亭公的遗著医案中，可见有霍乱、疟疾、痢疾、伤寒等案例（已于"文革"中被毁）每能挽逆症而起沉疴，解除时疫流行给百姓带来的疾苦。肖亭公一生以济世为怀，晚年虽已年高，但当病家告急邀请时，他从不因为刮风下雨而推却，而是不辞辛劳，亲自携带药箱，与儿子或轿夫一同，颠簇于阡陌小路，哪怕是夜幕降临，也会着急地打着灯笼前去出诊。因医术精湛，医德高尚，深得病家爱戴。肖亭公生活俭朴，但对劳苦大众极为热忱，每遇贫病交迫者，义诊送药，慷慨解囊，毫不犹豫。无论富贵与贫穷，高官或百姓，均一视同仁。故清末民初松江长桥南街骆氏妇科，非但蜚誉茸城，相邻各县及外省闻名来求医者亦甚众，诊务极为繁忙。晚年肖亭公将毕生的经验与儿子们一起撰写了《骆氏妇科指南》传授后代。为骆氏妇科的传承与发展奠定了坚实的基础。

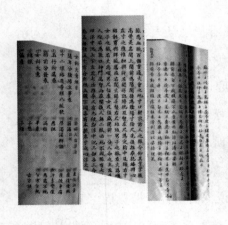
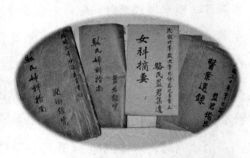

骆氏妇科珍贵书稿

二、六世骆绿洲、骆干臣、骆润卿

肖亭公医术传授于三子，长子骆绿洲，次子骆干臣，幼子骆润卿。三子幼承庭训，尽得先辈之真传。

（一）长子骆绿洲

性格沉稳，博学众长，医术高超，悬壶于松江，深得病家的信赖。早年开业于上海松江中山西路钱泾桥东，解放后随着时代的进步，走上集体化道路，参加松江第五联合诊所。骆绿洲工作踏实，任劳任怨，

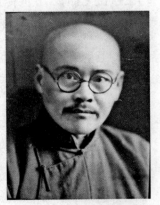

骆绿洲

因疗效显著，深得病患的信赖，故每天门诊应接不暇，即使患了心脏病，仍抱病坚持工作。1960 年夏秋之间，终因心力交瘁，病倒在诊室，后因医治无效，次日去世，享年 69 岁。时隔 58 年，他的高尚医德和精湛医术仍被受治于他的老患者所赞颂。

（二）次子骆干臣

抗战前开业于松江古城长桥街，对妇科经带胎产杂及时疫、疮疡之症每每得心应手，常奏佳效。对于贫苦病家常常免费施医给药，远近颇有声望。中年染患肺结核病，当时的肺结核可谓是一大绝症，终因医治无效，1937 年英年早逝。骆干臣在世时，传授于次女骆秋成及三子骆镇华，骆秋成美丽贤淑，聪颖善良；骆镇华博览医书，博学多才，姐弟俩均受患者的喜爱。但终因染上肺结核病，相继夭折于芳华时年。

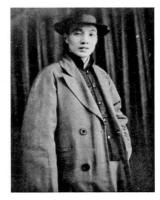

骆干臣

（三）幼子骆润卿（为七世骆益君之父）

润卿公生性热情，为人正直，心地善良，凝聚力强。中华人民共和国成立前，历任松江中医师工会理事长，为松江众多同仁办理了诊所申请、批准开业，中医师开业执照等事项。并多次发起创办施医局，每逢夏秋疾病高峰季节，邀请沪松各科名医，如朱小南先生、陈大年先生等，峰期会集松江义诊，为桑梓贫病者服务。

他精通经典著作，潜心研读妇科各家学说，勤求博采，深得其要。无论经带胎产杂还是时疫、疮疡痘疹大多药到病除，所以名满茸城及邻近各县、乃至江浙地区。抗日战争前开业于松江长桥街，抗战期间避

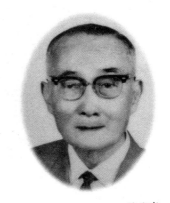

骆润卿

难春申两年余，时间虽短暂，但因医术精湛疗效佳而很快得到患者的信赖，口碑佳传，登门求医者络绎不绝。战势稍稳定，润卿公怀有松江人特有的"十鹿九回头"的传统情怀，仍情系故里，放弃了已在申城开启的局面。归里后开业于松江中山西路马路桥西侧。由于润卿公的医道医理医德医术及爱国之心赢得社会各界及病患的信赖与赏识，在古城松江颇有名望，故被选任为国民党参议员、执行委员，抗战时期积极组织同仁为抗日将士募捐、义诊。平日里润卿公喜爱书法，写得一手好字，在松江中医同道中可是备受人赞，亲朋好友每逢佳节喜庆之日，常常前来求墨，他都欣然施墨。润卿公可谓是仪表堂堂，潇洒倜傥，并喜爱骑马，故在松江古城外道时常可见到他那挥鞭矫健的身影。1950年初离开松江去香港九龙行医。因历史原因，怕连累家人，一直未敢与家人联系。文革后期，据香港朋友告之获悉，润卿公赴港后，在同乡和好友的协力下，于九龙地区开设了诊所。因心怀济世，仁心仁术，颇受港人欢迎，应诊者门庭若市。润卿公除繁忙的诊务外，还根据祖传的秘方和总结自己的经验配制出一种中成药，与香港九龙马头围道一家大药房合作，按期分成该中成药的部分利润。晚年润卿公非常思念家人，尤其是美丽聪明懂事的女儿骆益君。可惜未能等到"文革"结束和改革开放，无法叶落归根，1973年12月27日因患癌症医治无效，带着遗憾离开人世，殁于香港。并安葬于风景秀丽，依山傍水，宽广壮观的香港基督教薄扶林墓场。

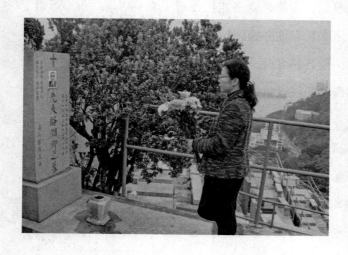

骆春在香港为祖父墓碑献花

三、七世骆益君（骆润卿之女）

骆益君出生于松江，为骆氏妇科的第七代传人，秉性善良，外柔内刚，父传师教，家学渊源。博览群书，博采众长，衷中参西，融会贯通，仁心仁术，悬壶一甲春秋。

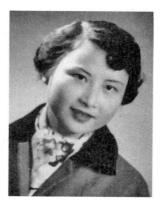

20 世纪 50 年代的骆益君

（一）继祖业，治万家，济世为民

骆老先生自幼天资聪颖，天生丽质，从小到大学习成绩优异，常常名列榜首。1942 年随父临证学习中医妇科，继承六世祖传妇科经验。其父骆润卿特邀多位名师在家指教女儿，从基础的国学到古文，并系统学习中医理论及历代中医经典名著，益君刻苦攻读《古文观止》及中医经典著作，逐渐通晓：隋代巢元方的《诸病源候论》、唐代孙思邈的《千金方》、明代张景岳的《妇人规》、薛立斋的《女科撮要》、清代武之望的《济阴纲目》《傅青主女科》《叶天士女科临证指南》《徐灵胎医学全书》、唐容川《血证论》以及《陈素庵妇科补解》《张锡纯·医学衷中参西录》等历代名贤文献著作，并不断研究探索。临证师从其父骆润卿公，祖训医道深得其要，遵循骆氏妇科指南，循序渐进，晨起苦练毛笔书法基本功，背诵骆氏四言脉诀及药性须知、汤头歌诀。因益君聪明乖巧，悟性极高，深得严父喜爱！尽得真谛！很快助诊于其父左右，当润卿公有公务外出，20 岁左右的益君已能独立应诊，独当一面。也为病家所喜爱，当时的病家因骆家上有老先生润卿公，故都喜欢尊称年轻漂亮的益君为"骆小姐"，以至这一尊称传遍方圆几十里，传了几十年。到了"文革"前夕，每当老年病家还亲切称呼她"骆小姐"时，骆益君马上和颜纠正说："现在不能叫小姐了，要称骆同志或骆医生。"但直至今日，老一辈的人还知道松江有位非常有名的好医生叫"骆小姐""骆家先生"。

自从其父离家去香港后，25岁的骆益君，一人挑起家庭的重担，经历了风风雨雨，跨过了无数坎坷。新中国成立后，骆益君成为上海市中医学会第一代的最年轻的妇科学组十名左右的组员之一（当时还未成立分会，学组相当于现在的分会），她不顾郊区到市区路途遥远，克服了当时交通极不方便的困难，积极参加学会的各种学术和教学活动。除了繁忙的临床工作，她还参加了全国中医学西医的系统理论学习班，凭着骆益君的聪慧和努力，期末统考一举夺得了全县第一的优异成绩，被松江地区的同仁们嬉称为"女状元"。

"文革"期间，身单力薄的她，顶住政治压力，拼命工作，一早出门，每天要诊治来自各方的近百号患者，一直工作到夜幕降临，万家灯火而归。年幼的女儿们常常等候在家门口，期盼着母亲能早点回家吃饭。每当看见母亲在昏暗的路灯下，拖着疲惫的步伐，按着久饿胃疼的胃脘部徐徐向她们走来时，她们幼小的心里会十分心疼母亲，并感到担忧！生怕母亲会倒下。但母亲即使是生病、发烧，甚至是因为长期憋尿加上工作劳累而患急性肾盂肾炎，她始终都没停下工作，坚持上班，以致落下了病根。

骆益君的高尚医德和精湛医术使之成为松江乃至邻近江浙沪地区有名望的骆氏妇科传人。很多外省市及港澳、东南亚及欧美的华裔患者也常慕名前来求治。长期以来她几乎放弃每一年的公休假。为了更多地满足患者的需求，尽快地给病情较急的和远道而来的患者诊治，她每天义务加班加点，不计个人得失，几十年如一日地忘我工作，常常带病坚守岗位。多少次心脏病、颈椎病发作，她都强忍着病痛，凭着坚韧的毅志力，坚持战斗在门诊第一线。在她的心里，患者永远是第一位的！晚年，在她的抽屉里珍藏着几本相册，收藏的都是不孕不育患者经过治疗后出生的小宝宝的照片。小小相片寄心语，还有什么比这更好的礼物呢？！有什么比这更值得一名医生感到欣慰和自豪的呢？！

（二）融古理，纳今法，厚德精术

她一生好学，就是在"文革"期间，已经人到中年的她，虽然承受着很大的精神压力和工作压力，但她仍利用夜间业余时间，跟着电台的广播坚持学习英语达到当时的中高级水平，能在必要时借助英语词典翻阅有关资料。学无止境，做到老，学到老，是她一生的坚持。退休后的她一边继续为需要她的医院和患者工作服务并带教学生，一边还每天坚持抽出时间学习，

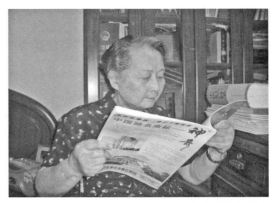

手术后的骆益君

刻苦钻研医学经典著作及历代名贤文献，博览各家学说和中西医多家杂志，勤求博采，温古迎新，汲取精华，更新医学知识和信息，不断探索提高总结，为中医事业的振兴与发展竭尽所能。

在学术传承上，骆益君老先生做到继承不泥古，发扬不离宗。她不仅继承骆氏前辈的学术思想和临证经验，在临床上突出脏腑经络气血辨证，并以调理奇经作为治疗妇科病的重要手段；此外，还结合现代医学理论及辅助检查诊断，更能对症用药。妇科胎产经带诸症，往往夹杂内科疾患，故骆老先生认为，在治疗上须重视整体观念，内妇结合，治病求本。65 年的从医生涯，骆老先生医心独运，重视情志，强调药治与意治并重，临床注重对患者进行心理疏导，有效解决了许多女性经、带、胎、产、杂中的疑难病和不易根治的慢性病。

早在 20 世纪 90 年代初期，对于免疫性不孕不育之病，当时西医都对此病感到棘手，没有特效的治疗方法。有一对远道慕名而来的结婚数年、有复发性流产史后又继发不孕的夫妇，就是因为检查发现与生殖有关的免疫抗体异常，而在市级专科医院就诊时被医生告知没有特殊治疗方法，治愈几乎没有希望时，夫妇俩心情非常沮丧！经人介绍后，抱着最后一搏的心态来找骆老求治。骆老先生认为，中医本无"免疫性不孕不育"的病名，但在以往很多已经治愈的不明原因的不孕不育症中，不乏存在有免疫异常的患者的可能性，只是限于当时的医学科技水平

不能进行检测，故不得而知。所以，我们现在可以先运用中医的辨证论治方法进行治疗，并要求患者放松心情，调整好心态，医患配合，共同努力，做到战略上藐视，战术上重视。经过近半年的治疗，患者夫妇在市三甲医院复查，双方的生殖免疫抗体均转阴了，2～3个月后患者成功受孕，并继续中药保胎，最终生产了一个健康可爱的宝宝。这也是骆益君老先生成功治愈的首例有明确诊断的免疫性不孕不育患者，使他们喜得贵子，如愿以偿。于是骆老先生在医院检验科支持下，在松江地区率先开展对不孕不育患者进行生殖免疫抗体方面的临床实验室检测，这一项目的开展，一是明确了病因诊断，二是方便了患者，减少了患者往返于去市区专科医院的检测的路途艰辛。不仅提高了医院的社会效益，也合理地提高了医院的经济效益。

骆老先生面对众多的免疫性不孕不育患者，她不顾工作繁忙和辛劳，研究探讨骆氏妇科以中医的宏观辨证与西医的微观辨病相结合的方法，将现代医学的免疫反应与中医学的"邪正相争"学说相结合，重视整体观念，治病求本，坚持中医的"治未病"理念，衷中参西，证病结合，制定了治疗免疫性不孕不育的思路与方法，根据临床实际，逐步优化完善，自拟了经验方，有效治疗免疫性不孕不育和免疫性流产。并不顾自己年老有恙，坚持与女儿骆春一起分析整理病案，将其经验总结形成论文发表于中医核心期刊上，使许多面临绝望的不孕不育夫妇重新燃起了生活的希望，享受了天伦之乐。

此外，在治疗内科疾病方面，如高血压病、冠心病、咳喘、胆囊炎、胆石症、痹症、迁肝、慢性肾炎、中风后遗症等，骆老先生也坚持中医的整体观念，内妇结合，融会贯通，也取得了显著的临床疗效，保持和发扬了骆氏中医的

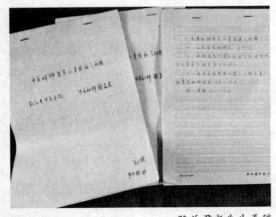

骆益君老先生手稿

特色。历年来撰写的临床经验总结性论文有:《崩漏症的临床治疗体会》《清热利湿法在妇科临床的应用》《中药治疗盆腔炎的体会》《中医妇科有关心身疾病之初探》《痛证在妇科经带胎产病症中的辨证论治》及内科方面的《无痛性血尿治验》《中风后偏瘫的辨证论治》《浅谈慢性胆囊炎胆石症的治疗与预防》等。

(三)传医道,树医德,桃李满园

为了培养中医事业的接班人,自 1959 开始,骆益君收受了第一批中医带徒学生 4 名,不仅在工作中身教言传,更在生活上关心备至,亲如母女。她们在"文革"前夕均分配于基层医院,逐渐成为各医院的技术骨干。"文革"期间和改革开放后又相继带教了医学院的进修生和实习生、韩国留学研究生及本院和其他医院的年轻医生等 60 余人,深受学生的爱戴和欢迎,经她带教的年轻医生,现在绝大部分都已成为医院的中坚力量,有的已走上领导管理岗位,成绩显著。

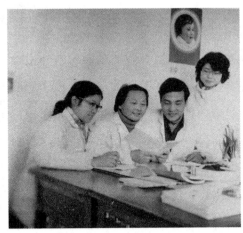

20 世纪 80 年代骆益君在工作中带教学生

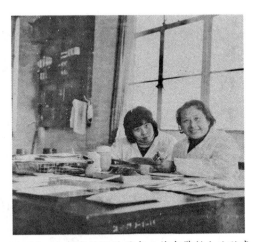

20 世纪 80 年代的骆益君在工作中带教女儿骆春

1981 年,当时骆老先生所在的医院正处青黄不接,许多学生因为当时的编制问题无法留下,又没有分配来的毕业生,中医梯队面临着断层问题。为了更好地传承中医,培养接班人,解决中医后继乏人的状态,在松江卫生局领导的支持下，骆老特将已分配于上海市卫生局工作的女儿骆春调回松江，亲自传授骆氏妇科的祖传经验。在她严格的言传身教下，她的女儿骆春——骆氏妇科的八世传人，师从母训，不负众望，在医德医风医技等方面逐步成长成熟，传承母之真谛，深得患者的信赖与好评。

（四）爱生活，多才艺，尊老爱幼

生活中的骆益君虽然一生历经风雨与坎坷，但她始终保持着乐观的心态和坚强的意志力。她热爱生活，兴趣广泛，喜欢音乐，对江南的戏曲尤为喜爱，高兴时还会哼上几句。她弹得一手好琵琶，曾被邀请上台表演评弹弹词，还曾自编词曲配以沪剧曲调歌唱祖国。她喜欢种养花卉，经她培养 20 余年的君子兰花叶葱郁，茂密光亮，每年会开出鲜艳的花朵，娇贵的米兰更是幽香满屋。窗外的花架上摆满的五彩缤纷月季花、绚丽的杜鹃花、洁白的茉莉花，香气怡人，环境优美，让人看了赏心悦目。她尊老爱幼，心灵手巧，不管工作多么繁忙，她始终不忘关心孝顺母亲，总是亲手帮母亲拿好每顿需吃的常用药，每晚必给母亲准备好水果，预防老人夜间口干。她总是教育女儿们把最好的最大的最可口的东西先给外祖母吃。每当孩子们入睡了，她常常为孩子们编织毛衣或裁剪缝制衣服，她总把女儿们打扮得干干净净，漂漂亮亮的。自己再苦再累都不会让老人和孩子受委屈。每当过新年，她一定会在大年夜晚上赶制好新衣服新鞋，整整齐齐地放在各人的床头，让老母亲和孩子们在大年初一能穿上新衣服新鞋，高高兴兴过新年。

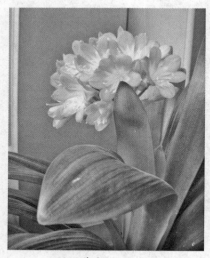

骆益君养育了 20 多年的君子兰

（五）择一业，忠一生，鞠躬尽瘁

骆益君先生在松江生活工作了整整 82 年，她热爱这片生养她的土地，更钟爱她献出毕生精力的事业。她怀着一腔热爱中医的赤诚之心，在工作上高标准严要求，有着满腔的工作热情和强烈的事业心、责任感，为中医事业的发展作出了瞩目的贡献，勤奋和进取铸造了这位名医斐然的成就。骆氏妇科及骆益君的名字在松江老百姓、特别是卫生系统中享有很高的声誉，党和人民及地方各级政府对她的工作给予了高度的评价，她生前曾获得无数荣誉：1978 年荣获"上海市卫生先进工作者"称号；1983 年被授予"全国卫生先进工作者"称号；1984 年被授予"上海市劳动模范"称号；1994 年获得"上海市机关事业单位老有所为精英奖"，1996 年入选"中国当代名人录"；2002 年获得"松江区老有所为精英奖"等。1978 ～ 1987 年先后四次当选县、市妇女代表、市科代会代表。1978 年 10 月当选松江县城厢镇七届人大代表、镇政府委员，1980 年 5 月当选松江县七届人大代表、1981 年 5 月当选松江县七届人大常委会委员，1983 年 3 月当选上海市第八届人大代表。1983 年 12 月她终于实现了她梦寐以求的愿望，光荣地加入了中国共产党。

在她担任市人大代表期间，她深感自己的责任重大，广泛联系群众，听取意见，关心群众的需求。多次向市人大提交了多项可行性提案，得到了政府有关部门的积极回应，并及时切实地解决了亟待解决的问题。如 1985 年 5 月提出"要求政府对郊县医疗卫生事业的规划设施给予重视扶持，投资建造松江东门医院以解决"住院难"问题。1985 年 5 月提出"要求切实解决护士的技术职称及合理待遇"。1985 年 7 月提出"鼓励和关怀从市区到郊县工作的医务人员给予经济上的补贴照顾问题"。1987 年 6 月 2 号提出"要求市有关部门解决现已属于乡卫生院编制的原 20 世纪 60 年代赤脚医生的农转非问题"，上述提案由市人事局、市卫生局、市公安局、市粮食局等单位给予及时的落实和实施解决。

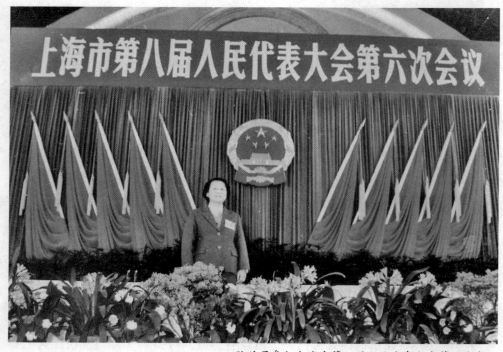

骆益君参加上海市第八届人民代表大会第六次会议

　　2007 年 8 月 26 日是为骆益君先生"送行"的日子。松江殡仪馆泰山厅门外，已是人头攒动，大厅摆满了似锦的花圈、花篮，无数挽联在微风中瑟瑟抖动，好像也在哀泣这位名医的陨落。是的，经她医治的不孕不育症患者，不知有多少人喜得贵子，喜添千金。不知给多少家庭带来了天伦之乐。她是人们口口相传的"送子观音"，百姓津津乐道的"一代名医"；门生俞志平夫妇的敬挽："传承中医学慎究望闻问切，症状辨证觅因果；光大骆氏妇科擅治经带胎产，奇方仁术化沉疴"是学生对先生的医道医术的真实描述；医院的挽联"鞠躬尽瘁献身中医事业无愧天地，良方济世妙手送子终身心系患者"是骆益君老先生一生的写照。

（六）忆恩师，缅尊长，情深意切

　　在 2018 年母亲节前夕，骆老最早期的学生，如今都已成古稀老人。她们和小师妹骆春相聚在松江美丽的泰晤士小镇骆氏中医的工作室，回忆起跟随先生学习、生活的那段日子，还是那么地动情和感慨！都纷纷以书信的形式由衷地表达了对恩师的怀念！一位年纪很小就在骆老先生身边工作的老同事、老邻居卫唐娟女士，为了怀念先

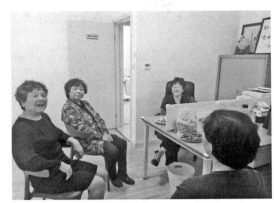

骆益君的几位学生在骆春中医诊所合影

生对她的一切关怀和照顾，2018年5月13日的母亲节，她更是动情地写了一篇《我心目中的骆先生》。

下面是骆老早年的门生及邻居好友缅怀骆老先生的文章。

怀念恩师——骆益君

学生俞志萍

1959年我就读于松江中医学校，临床有幸师从松江妇科名医骆益君先生，我是她当年第一位收受的学生，在恩师带教的五年时间里，亲眼目睹的一桩桩事情中，深深感到先生有一颗非常善良的心，处处体现出先生高尚的医德医风和高风亮节的品质魅力。在业务上精益求精，对待患者如同亲人，对待学生如同子女。

她博取众长，衷中参西，临证贯通四诊八纲，坚持急则治其标，缓则治其本的原则，正确灵活运用中西医结合的方法治疗妇女经带胎产杂等疑难杂症，治愈了一批又一批的患者，深受松江及周边省市的患者及家属的信任与依赖。

先生她每天总是早上班和晚下班，就是在她身体有恙时，她心里总是放不下患者，坚持上班，左手吊瓶输液，右手把脉诊病。二次产后没几日，就在为工作的事操心，均未满产假就上班。在患者的眼里她是送子观音、救命恩人！先生不仅每天坚持繁忙的门诊工作，还常常不顾辛劳放弃休息时间以满足因特殊病情和

特殊困难无法来医院就诊的患者的出诊请求。超额超时超负荷的工作对她来说是家常便饭。

记得 20 世纪 60 年代初，门诊来了两位从青浦连夜摇船用担架一路抬一路喊进来的满头大汗的男家属，担架上躺着一位 30 多岁产后大出血的患者，他们拉着先生的手急切地说，"骆医生快救救她吧"。先生马上放下手中的工作，忙中不乱地为她救治，因为当时医疗条件比较差，交通又不方便。所以先生果断地先用中西医结合的方法双管齐下，紧急处理止血，等病势减缓，病情得到控制改善后，留门诊观察半天，当患者灰白色的脸渐渐地露出淡淡的红色时，我们大家悬着的心才慢慢放下，见病情好转稳定后，先生再拟扶正回阳、化瘀止血的中药方给家属，并认真仔细地将中药的煎法服法和注意事项一一叮嘱。当看到家属拿着药方迟迟未去抓药，就上去询问。得知家属急着出门没带多少钱而为难时，先生见状毫不犹豫地从衣袋里取出几张钱硬塞给家属，一副决不允许推却的神态让家属赶快抓药。像这样的情景在科室里屡屡演绎。有时看到患者饿着肚子在等候就诊时，她会让太师母拿饭菜给患者吃。其实那时先生的家庭负担也挺重的，政治压力更厉害，有时她会憋不住背着患者和我们学生暗自流泪。这么内心坚强的恩师也有难言的苦衷，我见了万分心痛却又无能为力。但不管先生经历了多少坎坷，她总是在我们面前显得异常的坚强乐观和善良。先生将毕生的精力献给了她一生钟爱的中医事业，献给了她时刻心系的患者。

如今我们的年纪都逾古稀，更加怀念先生和我们在一起的美好时光，现在看到恩师的女儿骆春为中医事业的发展、为骆氏妇科的传承发扬创新竭尽全力，感到非常欣慰。愿骆氏妇科传承源远流长，不断创新，不断提升，给更多的患者带来福音。

亦师亦母——缅怀恩师
——学生钟文秀对恩师的回忆

我于 1961 年依据中医传统带教方式跟随恩师骆益君学习中医妇科，在整整五年的跟师学习和日常相处中，师生情似母女，学习、生活、工作等各方面都得到无微不至的关怀。使我这个年纪小小就离开母亲只身来到松江的女孩在恩师那里得到母亲样的关怀和家庭般的温暖。那时的我们，白天跟随先生左右抄方、学习。夜晚住宿在先生家里，和先生的大女儿骆枫同睡一张床，同吃一锅饭，情同手足！先生的母亲——我们的太师母夏丽士，是一位心地善良、细声细语、和蔼可亲、容貌端庄的老妇人，她非常疼爱我们这些晚辈，时常会烧些可口的饭菜和好吃的点心给我们吃，我们都亲切地称她为"恩奶"！

虽然先生离开我们已整整10年了，她的音容笑貌、慈祥和蔼的面容及对工作对患者那种认真负责、一丝不苟的神态和言行深深地印在我的心底！那时，每天来自各地的求诊者应接不暇，为了使前来求诊的患者满意应诊，尽早返程。先生经常顾不上吃午饭，太师母往往把饭菜热了一次又一次。那时交通很不方便，就是本县的各乡镇，一天也没几班车或船，为了能让患者赶上回程的班车，先生和我们必须了解和牢记各地的末班车和轮船、火车的时间，许多病患必须在上午或午后二三点钟赶上火车、轮船，因此先生会提前和当地比较近的患者打招呼，请她们发扬风格，照顾一下远道而来的病患，让她们尽量三点以后来就诊，就这样，先生每天都会延迟下班，我们四个学生，看在眼里，敬在心里！当时，先生家里还有嗷嗷待哺的婴儿，可是先生根本顾不上，由于繁忙的工作没有时间哺乳，加上三年自然灾害的营养缺乏，瘦弱的身体根本无奶可生，故早早断乳，两个女儿只能寻求人工喂养。看到这一切，我们做学生的怎能不心疼我们的恩师呢！

那时，我们都看到，先生的医术特别高，她对妇科经带胎产杂特别是不孕症、崩漏、带下、胎动不安等经过几次门诊后几乎都见奇效！令我们很是佩服！先生循循善诱，耐心地启发教导我们，使吾辈获益良多。虽然"文革"期间让我们这些本该好好做中医的学生一度行无定处，无法好好地做自己的专业，先生也几次试图要将我们学生调回她身边，但由于当时的种种原因都未果。但先生传授给我的医德医风和医术，使我在日后的临床工作中发挥了极大的作用，为广大患者解除了很大的痛苦。赢得了患者的信任与好评。所以恩师传承给我们的医德医风、医道医理和医术使我受益终生！

感谢上苍让我与先生有缘成为师生；感谢上苍让我和恩师情如母女！如今有幸看到骆氏妇科作为海派中医妇科流派在卫计委和医院领导的关心支持下，在小师妹骆春的努力引领下，传承创新，发扬光大，后继有人，源远流长，感到非常欣慰！恩师的在天之灵一定会非常高兴的！

我心目中的骆先生

晚辈卫唐娟

我从初中毕业刚参加工作，就被分配在骆医师身边打杂帮忙。那时候的她37岁，年轻貌美，很有气质，平易近人，和蔼可亲！我感到很亲切！很喜欢！就是觉得她每天都有看不完的患者，是一个出了名的"骆小姐""骆家先生"！每天上班很准时，下班要比其他医生晚好多！她那个看病认真劲呀，一般人都做不到的！我记得在1962年的12月左右吧，那时经常晚上还要参加一些劳动，前一天晚上还见骆医师推着车参加劳动，第二天早上骆医师突然不来上班，听别人说我才知道，原来她突然早产了，生了个小女儿。她怀孕期间也天天上班，从没有请假一天，正逢冬天她穿了件下摆是波浪式的短大衣，谁也没有发觉她已怀孕七个月了。所以白天上班，晚上参加劳动，劳累动了胎气早产了！才16岁的我怎么不奇怪呢？但我也懂得怀孕生孩子是女人的一件大事，千万不能太劳累了！而骆先生却总是那样不顾自己身体有孕，忘我工作与劳动，这让我对骆医师更加十分的敬佩！现在还记忆犹新呢！产后也休息没多久，未满产假就来上班了。她牵挂着患者，全心全意为人民服务。是个工作狂！在20世纪60年代初，毛主席号召"一定要消灭血吸虫病！"那个年代，大家都要下乡去灭钉螺！她也顾不上家里还有两个年幼的小孩，积极参加灭钉螺，正逢下过大雪，农村的泥泞小路又滑又不好走，她拿了一根树杆当拐杖，一边牵着我的手说："妹妹当心哦！"像母亲一样关心着我，我感动之极！终身难忘！她最听党的话，在共产党的领导下，思想觉悟很高很高的！虽然是个有名气的大医生，但没有一点骄娇二气！不愿落在别人后面，肯吃苦！如今已过去了 50 多年，但仍然在我脑子里留下了深刻的印象！后来有幸搬在一起住了，成了好邻居，共同生活在一个屋檐下 16 年。平时在医院里看到的永远是忙忙碌碌的她，没完没了地有那么多患者求她诊治。特别是快到下班的时候，还有一长排等候就诊的患者，她连小便也顾不上，尽量抓紧时间看病，免得患者焦急！她一直为患者着想。由于长期憋尿，害得自己落下了病根子！以致晚年积劳成疾患上绝症。想到这些真感心痛！

她虽然在工作中是个很认真、非常忙的好医生，但生活中她又是个爱好文艺，喜欢戏曲、能弹能唱，兴趣广泛、多才多艺的人！记得有一次医院里开春节联欢晚会，骆先生还上台弹唱一曲评弹呢！平时她严以律己，勤俭节约，一直很低调。在女儿们还小的时候，家里经济也不算很富裕，虽然她当时在松江也算是屈指可数的高工资医生，但她一个人的工资要养活一大家子人口，经济压力还是蛮大的。所以她自己总是省吃俭用，从不奢侈。骆先生敬老爱幼，也是有名的孝女，情愿委屈自己，也不让老母亲和孩子受苦。任劳任怨，毫无怨言。从我第一天入职进医院起，就有缘在骆先生身边工作，可我从没见过她出去旅游。她心里总是放不下这些患者，生怕那些远道半夜而来的患者和吃完中药来复诊的患者尤其是那些保胎的患者因找不到她而失望。所以，"我不能不上班！"是她常说的一句话。虽然她知道"有没有你地球都照转"的道理，但为患者看病就是她人生最最重要的事情！好像只有每天看好这些患者，才是她最大的欣慰！她就是这样操劳一生，为人造福！唯独没有留给自己的空间和时间。许许多多不能生育的人，经她医治后圆了做妈妈的梦，合家欢喜，享尽天伦之乐。所以有千千万万受益的人会爱戴她！尊敬她！我们长期生活在一个屋檐下，感情至深旁人不信！骆先生像我的亲妈妈一样！"恩奶"像我的亲"恩奶"一样！

骆先生待人和善，心地善良，乐于助人！邻居顾家，公公婆婆老俩口，年老体弱，自己的四位子女都不在松江工作生活，即使在上海市区的儿子因为工作繁忙，也很少回家探望。平时全靠骆先生照顾，生病发烧等都是骆先生像照顾自己父母一样照料他们。每当老人生病发烧时，她总是一大早赶在上班前，亲自为她们量体温、喂药、打针。几十年来一直如此，胜似家庭医生。老人为了不让在外地工作的子女担心，常常报喜不报忧，即使生病也不让骆先生写信告诉子女，骆先生操劳不算，肩膀上担负的责任好重大啊！她真是个大好人呀！做她的邻居真是好幸福哦！

骆先生的一生真的不容易哦！历经风雨，几经磨难，顽强拼搏！她是个要强的人，从不落在别人的后面。最终骆先生以她的高尚人格、聪明才智、坚忍不拔的意志、刻苦钻研的精神，以及对待患者的爱心和高超的医术，献出了毕生的精力，为中医事业的传承与发展作出了很大的贡献，获得了许多荣誉，得到了社会的认可和广大百姓的信赖！德高望重被大众所尊敬！

今日正值母亲节，我以此文来作为母亲节的礼物，献给像妈妈一样的亲爱的骆先生！

四、八世骆春（骆益君次女）

曾任上海中医药大学附属曙光医院松江分院、松江方塔中医医院妇科主任，现任妇科名誉主任，上海市中医临床重点学科学科带头人，上海市基层名老中医专家传承研究工作室建设项目负责人兼导师，上海市骆春、骆氏中医妇科劳模创新工作室领衔人，松江区女性人才工作室负责人，松江区首届领军人才工作室领衔人，上海骆春中医诊所所长。

现为中华中医药学会妇科分会委员，中华中医药学会民间特色诊疗技术研究分会委员，中国中医药研究促进会妇科流派分会委员。上海市中医药学会妇科分会副主任委员，上海市中医药学会学术流派分会委员、上海市中医药学会民间传统诊疗技术与验方整理

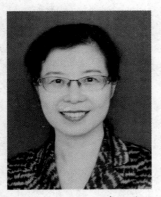

骆春证件照

分会委员、上海市中医药学会生殖医学分会委员、上

海市中医药学会亚健康分会委员。

（一）百年传承，誉满杏林

1961 年 2 月，骆春虽然降生于三年自然灾害的萧条时期，但却给这个世医之家带来了新的春意和生机。从小在医院环境和中医药气味熏陶下长大的她，命运之神似乎注定她成为骆氏妇科的第八代嫡系传人。骆春自幼耳闻目染母亲的医术、患者的赞誉、中医药的神功，所以对中医有着浓厚的兴趣。12 岁起就在放学后去医院为母亲抄写药方。插队落户期间，娇小的她，从不怕苦怕累，不管风吹雨打和日晒，不甘示弱，始终奋战在农田，被公社评为"三夏、三抢劳动积极分子"，忙里偷闲还手里掺着、口里背着祖母在下乡时给的《骆氏妇科指南》中朗朗上口的"四言药性""汤头歌诀"。直至高考前夕，在班主任老师的来信通知催促下，才离开农村，匆匆参加 1977 年的首届高考，实现了学医的梦想！ 1981 年以优异的成绩毕业并分配于上海市卫生局工作。同年，作为家中唯一一位学医的女儿，20 岁的骆春肩负着继承祖传的中医妇科与尽孝母亲的两大心愿，调离了当时令人羡慕的市区工作，毅然回到远郊松江，临床上师从母亲骆益君，潜心学习；工作中当好母亲的助手，配合默契；生活中以孝为先，相扶相持。并利用业余时间进行学习深造。

骆春从事中医妇科临床工作 38 年，师从母训 27 年，朝夕相处，相伴相随，以母亲为榜样，时常用"大医精诚"的中医祖训来鞭策自己，坚持门诊第一线，爱岗敬业，认真接待来自本市及外省市甚至海外等远道而来的患者，将患者疾苦放在首位。由于慕名要看骆春医生的患者太多，来自远近各地的患者及家属都争先恐后地隔夜排队，为了更多地满足患者的需求，尽快地给病情较急的和远道而来的患者诊治，她几乎每天义务加班加点，甚至带病忘我工作。骆春由于在治疗不孕不育症方面的突出成绩，被广大群众口口相传成了松江乃至江、浙地区继骆老先生之后的有名的"送子观音"。她的文件柜、电脑、手机里都珍藏着好几本相册和无数的照片，这些照片都是不孕不育患者经过骆春精心治疗后出生的小宝

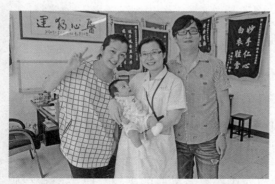

患者夫妇带着孩子来看望骆春医生

宝的照片。骆春说："能为患者实现拥有孩子的梦想，看着他们抱着宝宝露出的幸福笑容，我从内心和他们一样的幸福与快乐，这也是我们做医生值得欣慰的地方。"很多治愈的患者心存感激，送来锦旗锦匾道谢。有的患者不仅治好了疾病，而且从此与骆春成了朋友。

　　榜样的力量是无穷的，骆春在母亲骆益君的引领和感染下，始终怀着一腔热爱中医的赤诚之心，为中医事业的发展作出了瞩目的贡献，党和人民及地方各级领导对她的工作给予了高度的评价，近十多年来先后当选了松江区第三届政协委员、松江区第四届、第五届人大代表、上海市第 13 届妇女代表大会代表、2004 年起被松江区政府聘为松江区首届、二届首席医生，2008 年享受首届和二届松江区政府津贴。2010 年被评为松江区的首届领军人才。自 2000 年以来曾荣获上海市卫生系统文明职工、松江区卫生系统十佳服务明星、上海市卫生系统先进工作者、松江区卫生系统优秀党员、松江区三八红旗手标兵等光荣称号。2008 年由松江区委宣传部、松江两台一报举办的"我们松江人"百姓投票选举活动中，荣获"市民喜爱的我们松江人"殊荣，2014 年荣获松江区第二届茸城杯"感动松江道德模范"称号。2009 年被授予"全国基层优秀名中医"证书。2010 年被授予："2007—2009 年度上海市先进工作者"（市劳模）的光荣称号。2011 年被评为"上海市优秀健康促进志愿者"。2014 年被授予"全国五一劳动奖章"。享受国务院政府特殊津贴。

（二）砥志探索，勇于创新

　　长期以来，骆春坚持继承传统不泥古，发扬创新不离宗的理念，刻苦钻研，不断地汲取前人的经验，继承和发扬了骆氏妇科的学术思想和诊治特色，并根据临床实际，不断创新。不仅擅长治疗不孕症（包括输卵管阻塞不孕、免疫性不孕不育等）、癥瘕（子宫内膜异位症、子宫腺肌病、子宫肌瘤、卵巢囊肿等）疗效显著。同时对妇科的经、带、胎、产各类病症亦奏佳效。医生有多大智慧，草药就能发挥多大力量。2003 年骆春针对尚未育的久治不愈的顽固性宫颈糜烂患者，自制配方，坚持运用中药粉剂局部治疗病损宫颈，促进局部组织的再生，内外同治，取得满意的效果。2005 年又从治疗其他溃疡、烫伤性病症的中成药制剂的药物组成和功效中得到启示，根据中医"异病同治"的原则，突破传统，发扬创新，体现实效。这些方法都具有操作简便、毫无痛苦、取材方便、价格低廉、效果良好等优点。2006 年骆春根据中医"内外同治"的理论，在继承祖传外治法和外用秘方的基础上加以改良，利用了中药的四气五味和经络理论，业余时间反复研究配制，终于制定成具有自己特色、适合不同患者的各种方剂。集传统的中医特色与现代的电子医学仪器于一体，开创了骆氏中药腹部穴位敷贴 + 中药离子导入法，将骆氏中药腹敷方敷贴于选定穴位，并结合运用中药离子导入仪，利用直流电将药物离子通过穴位、皮肤、黏膜导入人体，使药物"直达病所"，以达到清热利湿、活血化瘀、疏通经络、滋养肝肾、温通阳气，温肾暖宫，调经助孕等效。发挥"从外治内，内外同治"的作用，对输卵管阻塞、盆腔炎症、癥瘕等病症有积极的治疗作用，另外在调节卵巢功能，促进排卵，治疗痛经方面也有独到的功效。使这些病种的疗效得以提高，疗程得以缩短。无痛舒适的外治法及其良好的临床实效得到了广大患者的喜爱，也得到了市卫计委分管领导的肯定。体现了骆氏妇科的特色与亮点。2006 年松江区妇保院与我们骆氏妇科工作室合作，在确保安全的前提下，运用中西医结合的方法或单纯中医中药内外同治法对未曾生育且 β–hcg 持续不降的宫外孕患者进行保守治疗，消除异位的胚胎，免除患者的手术之苦和切除输卵管之痛，为以后的生育创造有利条件。据不完全统计，其有效率及输卵管复通率达 70% ～ 80%。2007 年骆春对妇女因内分泌失调、慢性妇科疾病引起的面部色斑和痤疮又有了新的研究，她运用滋阴补肾、健脾养血、活血化瘀等法以内养外，同时结合中药熏蒸、面敷内外同治疗效可喜。2011

年，在医院领导的大力支持下，工作室的环境结构有了更好的配置，骆春又开创了男性腹部穴位中药敷贴＋离子导入法，使男性生殖泌尿系统的炎症、瘀阻、功能等影响生育的因素得到明显改善和痊愈。有效地体现了骆氏妇科治疗不孕不育症男女同查同治的诊疗思路与方法。2016年，骆春率先学习穴位埋线法，并将这一方法引入妇科疾病的治疗中，确立了穴位埋线法治疗肥胖型多囊卵巢综合征及卵巢早衰的思路与方法；2017年在条件具备比较成熟的社区卫生服务中心指导学生开展穴位埋线法，内服外治治疗肥胖型多囊卵巢综合征、卵泡发育不良、排卵障碍性不孕及卵巢储备功能下降、卵巢早衰、痛经的患者，在提高了临床疗效的同时，也减少了激素类药物的使用。

（三）继承传承，发扬光大

骆春既是继承者又是传承者。作为继承者，她通过自己的不断努力及钻研，临床业务及科研能力不断提高，学术地位不断提升，学术影响力不断扩大，多次受上海中医药大学各附属医院、上海市中医文献馆等邀请授课于国家级继续教育项目及全国性学术研讨会上，介绍松江骆氏妇科的渊源、学术思想和临证经验以及工作室的发展状况，因内容丰富真实，临床经验独到，赢得了专家和同行的一致好评和浓厚的兴趣。2014年在骆春的主持和带领下，工作室成功举办了《海派流派传承暨骆氏妇科学术思想》研讨会，这也是松江区中医界首次举办的一次大型的学术交流盛会。

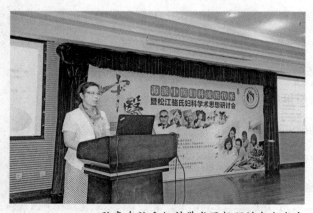

骆春在骆氏妇科学术思想研讨会上发言

作为骆氏妇科的传人，她始终认为继承骆氏妇科的学术思想及临证经验是她的义务，而将其整理总结，传授他人，发扬光大为其责无旁贷的责任。她将自己30多年的临床经验和骆氏妇科的特色、验方融入在重点学科的优势病种诊疗常规中，指导其他医师临床工作，促进中医妇科诊治水平的整体提高。同时作为海派中医妇科流派之一的松江骆氏妇科传人，受上海中医药学会妇科分会主委的邀请，参与编写了已出版发行的流派传承类著作四部（《全国中医妇科流派研究》《海派中医妇科流派学术研究》《江南中医妇科流派膏方精选》《全国中医妇科流派名方精粹》）。

2005 年在缺乏人员梯队、硬件设施差的情况下，骆春带领一名平时在病房工作的学生和护士，克服种种困难，利用晚上和休息时间进行整理、分析、研究、总结，2008 年圆满完成了历时三年的松江区医学领先专业重点专科课题建设项目《骆氏妇科辨证治疗内膜异位症及其相关性探讨》的结题工作。实现了松江区中医课题建设上零的突破。为了做好骆氏妇科的传承工作，更好地立足临床，做好传、帮、带、教，培育年轻医生，建立传承团队，2012 年成立了松江区《骆氏妇科、骆春劳模创新工作室》、2013 年成立了松江区《骆春领军人才工作室》，上海市中医临床重点学科学科带头人，2015 年又成功申评成立了《骆春、骆氏中医妇科上海市劳模创新工作室》和《骆春上海市基层名老中医专家传承研究工作室建设项目》，使骆氏妇科的团队有了更大更高的发展平台，使骆氏妇科的精神和医术得以更好地传承、发扬光大。

（四）言传身教，薪火相传

骆春将传承工作与人才培养相结合，以骆氏妇科工作室作为培养中医人才的主体。

院内对已有的师徒结对的四名学生，通过门诊抄方及病房查房等带教方式，不仅认真传授宝贵的学术经验，更注重培养学生的人文精神，包括思维方式、伦理道理、精神品格等，为培养优秀的中医妇科继承人和高级专业人才作准备。学生通过了传、帮、带、教，提高了临床解决妇科常见病、多发病的能力，目前都能独立应诊，有的学生已开设专病专家门诊，业务水平不断提升，逐渐成为医院的青年骨干。有 1 名学生晋升为副主任医师，并获松江区卫生系统"医苑新星"

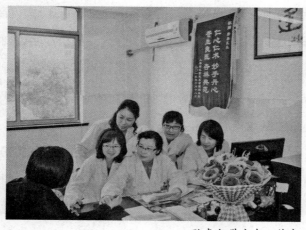

骆春与学生在工作中

称号，2013 年选择骆春为导师，被纳入上海市"杏林新星"培养计划，有 1 名学生获医院"优秀人才"称号，有 2 名医学生获医院"希望之星"称号。学生们不仅在临证技术上不断提升，在医德医风上也屡获殊荣。同时在导师的带领下学生们学术地位不断提升，被聘为上海市中医妇科分会委员，中国中医药研究促进会妇科流派分会委员等，让"杏花"香满园内园外。

　　院外：在上海市《中医紧缺专科、特色诊疗技术传承人才培养》项目中的子项目《骆氏妇科传承项目》，每年度均有 6 ～ 7 名中医大的优秀的在读本科、硕士研究生利用寒暑假分批到骆氏妇科工作室跟师学习，在临床带教过程中，骆春先生通过临床实例向同学们讲述骆氏妇科的诊疗经验和辨证论治的诊疗思路，并让同学们参与到我们的日常工作和课题工作中，提高她们对疾病的感性及理性认识，进一步激发了学生们立志学好中医的激情。中医大同学们在临证

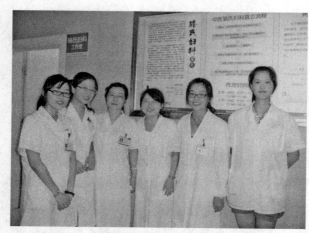

骆春与带教的上海中医药大学的学生们

过程中记录了跟师笔记，非常用心地写了临证心得，带教工作得到学生的一致好评。其中郑舞同学获第十三届"挑战杯"《上海市大学生课外学术科技作品竞赛》二等奖。

　　2015 年骆春被上海市中发办列为《上海市中医专家

社区带徒》项目的导师。现有 2 名社区医生经过层层考试选拔而成功入选。其中 1 名为外区的学生。2016 年在建设"骆春上海市基层名老中医专家研究工作室"项目中又新增一名本区外院医师跟师学习，3 名学生定期门诊跟师抄方并完成跟师医案。通过导师的言传身教，学生们继承和发扬了骆氏妇科的学术思想，先后被评为"上海市社区好中医"及"松江区首届社区好中医""松江区首席社区医生"等荣誉称号。同时由骆春指导曹赟赟同学撰写的论文《骆氏中医妇科运用"治未病"思想在优生优育方面的应用》被选为优秀论文在 2015 年上海中医药学会亚健康分会成立大会上交流，详细介绍了骆氏妇科学术思想在优生优育方面的运用，得到了专家和学员的一致好评。

正如当年骆氏妇科第七代传人骆益君言传身教地感染骆春一样，骆春的积极努力和无私奉献、与人为善、大医精诚的精神品质，如春风化雨般地影响自己的女儿，一个有海外硕士留学归来背景、在外企工作三年有着丰厚收入和发展前景的女儿，毅然放弃了现有的令人羡慕的工作，加入中医传承的行列，一举考取了上海中医药大学中医临床专业，边学习边跟师，以师带徒和大学本科系统理论学习相结合的形式继承和传承有着三百年历史的骆氏妇科。"十鹿九回头"，这或许是骆氏一门中的第二次回头。

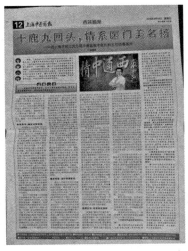

上海市中医药报整版报道骆春

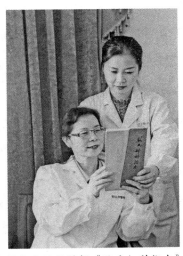

骆春给女儿骆融讲解《骆氏妇科指南》

（五）潜心钻研，与时俱进

骆春作为工作室主任、导师，带领团队和学生积极投入科研建设中。自工作室成立以来，共成功申请多项各级各类攻关项目和课题，2012—2015 年以学科带头人的身份圆满完成了《上海市中医临床重点学科（中医妇科学）的建设项目》，实现了松江区中医界市级重点学科零的突破。她在繁忙的工作外，利用业余时间不断总结思考，常常挑灯夜战到半夜，近 10 年来有 20 余篇论文在全国性核心医学期刊和全国学术会议论文集上发表。其中多篇论文被刊物评为优秀学术论文奖，《骆氏治疗子宫内膜异位症所致不孕》获"2007 年全国医药卫生科技成果交流会"优秀成果一等奖。《证病结合治疗女性抗精子抗体阳性 86 例疗效分析》被"医学发展与探索暨 2005 年全国医学优秀论文学术研讨会"评为一等奖等。

骆春生性好学，喜欢吸收新事物，吸取新的信息，与时俱进。当网络刚刚进入年轻人视线的时候，对于远道来诊和工作特别繁忙不能如期复诊的患者，她始终坚持以人为本的理念，尽自己最大的努力，尽量满足患者的需求。运用现代化的网络通讯和数码摄像等方法，常常利用业余时间为她们义务进行远程诊治、处方及解答，达到了预期的佳效，深受患者的喜爱和好评。如福建的患者，夫妇俩均是我国名牌大学的博士生，因为晚婚后又多年未育，心中非常着急。女方曾患子宫多发性肌瘤而行挖除术，挖除小肌瘤 6 ～ 7 个。术后不久，又发现多发性子宫肌瘤，夫妇俩奔波于几大城市，屡治未效。受孕三次均以流产而告终。2009 年经人介绍，夫妇俩乘飞机慕名前来骆春处诊治，就诊二月后，患者告之已受孕。欣喜之余又添一丝担忧！因路途遥遥又加之有习惯性流产史，需要卧床休息保胎，往返飞机，旅途辛劳恐增加流产因素。所以骆春就利用网络进行远程治疗，由患者将自己的舌象，症状和当地医院检查的资料通过邮件发送过来，然后再对其处方和医嘱，并随时进行联络，对患者进行解答、宽慰、指导。2010 年 4 月 29 日足月剖宫产喜得一千金，宝宝非常健康，母女平安。患者心中万分感激，来信深表感谢。

骆氏妇科学术思想

骆氏妇科在学术上素宗张景岳·妇人规、陈自明、朱丹溪、傅青主女科、叶天士、陈素庵·妇科以及唐容川·血证论等，结合祖传"骆氏妇科指南"，师古而不泥古，发扬而不离宗。理论上强调妇人以血为本，以肝为先天。善用奇经理论治疗妇科疑难杂症。突出脏腑经络辨证论治，重视整体观念，治血证注意调气机，治杂病重视肝脾肾，治月经病以调为主，养血为先。闭经不尚攻伐；崩漏非专止涩，探本穷源，止血为辅。立法处方虽多遵古训，但又不拘一家之言，博采众家之长，业医之道，药性为先，品味虽多，主治当审，善用血肉有情之品填补奇经和攻坚搜络虫类治疗顽疾。

一、四诊合参，问诊为要

中医历来强调望、闻、问、切四诊合参为诊察疾病的基本方法，而骆氏认为，问诊的地位与意义在四诊中居于首要地位，它不仅在全面系统了解病情、获取患者资料中占有很重要的地位，而且在中医妇科临床诊疗中具有妇女健康、优生优育的教育与咨询、心理治疗的作用。在《内经》中早已载有许多关于问诊的具体内容。如《素问·三部九候论》中有"必审问其所始病，与今之所方病，而后各切循其脉"，为中医问诊奠定了基础。

骆氏认为：正确的问诊应具有交流性和启发性，要给予患者充分的叙述时间，并注意患者的情绪变化，对于一些情志所致的妇科疾病，更应重视问诊的技巧。《难经·六十一难》曰："问而知之谓之工"，经文中的"工"字，就是指技巧。

　　患者就诊时，往往向医生叙述的病情是从现在的症状及疾病所引起的身心痛苦的感觉开始，因此临床医生在问诊时要善于抓住和围绕现在的症状详细询问，由浅入深、由点到面地深入，准确地获取资料，在诊疗过程中悉心揣摩，逐步积累经验，掌握问诊的主动性和详尽性，寻找患者最关注、最痛苦，最希望改善的症状，并将所了解的信息，准确快速地用于辨证论治中，则能达到事半功倍之效。

　　例如对腹痛患者的问诊，我们不仅要问痛的程度、痛的发生时间和持续时间、痛的性质及与月经周期、经期时间、经量、月经性状的关系，疼痛程度的加重及缓解与月经周期、月经量、月经性状和寒热变化的关系等。使我们对痛经患者的疼痛性质、疼痛的频率、持续时间、缓解的情况与月经之间关系了如指掌，便于我们辨证分型，提高诊治水平。

二、重视心身医学，强调药治与意治并重

　　中医学中内因所致的常见妇科疾病有心理因素与体质因素两个方面，在妇科领域里经常能看到由于心理因素导致疾病或加重了某些疾病的实例，前人有"女子多郁"之说，由于妇女的心理生理特点，在情志方面的症状尤其突出，由于精神情绪刺激可影响脏腑气血功能活动，导致肝气郁结、心火上炎以及脾胃气滞，运化失常等影响冲任功能而引起月经失调，经行前后诸症、绝经前后诸症及闭经、痛经、脏躁等，此乃"因郁致病"。反之因患某些妇科慢性疾病如不孕、崩漏、癥瘕等，久治不愈，可影响精神情绪变化，出现精神抑郁焦虑或情绪易于激惹等现象，称为"因病致郁"。上述情况说明心理因素与妇科疾病的相互影响和相互关系。中医学对情志病变极重视心理疗法。如《素问·阴阳印象大论》早就有"怒伤肝，悲胜怒……喜伤心，恐胜喜……思伤脾，怒胜思……忧伤肺，喜胜忧……恐伤肾，思胜恐"及"以情胜情"等治法，后人以此为精神治疗的根据，其中且贯串着五行相制的理论。《妇人之方》云："改易心志，用药扶持。"因此

在治疗此类疾患时，药治之外，如能根据患者不同性格，掌握其心理状态，辅以心理治疗，使其精神松弛，情绪转移，排除不良精神因素，往往可以获得良好的疗效。

20世纪70年代，骆益君就潜心心身医学，注重心理治疗，强调药治与意治并重，探本穷源，以求根治。由于女性感情细腻，情感丰富，情绪起伏，心理压力大，故临床上要耐心倾听患者的心声，成为患者的知音，对患者进行心理疏导，为她们排忧解愁。真正做到药物治疗与心理疏导相结合，使疗效倍增。

如一年逾半百患者，绝经两年，情绪易激动，头晕烘热，时时汗出，肢软乏力，近因邻里纠纷，精神抑郁，无故烦躁，甚至悲泣不能自主，夜难入寐，梦扰纷纭，腹胀嗳气，大便干结，舌质偏红苔薄，脉息弦细，证属心血亏虚，肾阴不足，肝气郁结，阴虚阳亢。治以甘润养心，疏肝解郁，滋阴潜阳。方用甘麦大枣汤合逍遥散化裁加龙牡以潜阳制亢。同时给她进行心理疏导，循循善诱，使她蹙眉而来，舒颜而归。让她懂得愉快的心情和良好的心态是身体健康的前提，药物治疗是要通过她的内因起作用的，精神因素是非常重要的，必须以积极的心态来配合治疗。服药七剂，二诊时情绪大有好转诸恙悉减，信心十足，故宗原意增加萸肉、杞子等滋养肝肾之味续服十四剂而奏全功。由此可见，药治与意治并重在中医妇科的领域中是何等的重要。

三、重视整体观念，立体思维，审因证治求本

骆益君不仅对妇科疾病疗效显著，对内科疾病也颇有研究，常奏佳效。妇科的胎产经带诸症，往往夹杂内科疾患。她认为中医的特点就是整体观念、辨证论治。人体无论男女，五脏六腑、十二经脉是相同的，只是各自的生殖系统有异，但均归属于肾，肾主生殖，故异中有同。而女性患内科疾病往往要影响到妇科方面，妇科疾病又可影响到内科方面。二者之间相互影响，相互关联，相互转化。所以一个好的妇科医生，一定要有扎实的内科基础。她时常告诫晚辈，在诊治

中，一定要重视整体观念，辨证思维立体化，审因证治求本。突出脏腑经络气血辨证，并以调理奇经作为治疗妇科病的重要手段。要有一个发散性思维方式和综合分析的能力，不能思维狭窄，钻牛角尖。

如习惯性流产（滑胎），常用益气养血、健脾补肾固胎或属血热阴虚者，养阴清热、凉血安胎。但对于妊娠并发其他疾病的孕妇，治法应因病而异，则当治病与安胎并举。有一患者，少年时即有过敏性哮喘史，结婚七年，婚后三年中流产五次，继而三年多不孕，形体瘦弱，月经失调，骆氏宗治病求本之旨，认为关键当先控制哮喘，肺肾同治，尔后大补奇经，终于病瘳体健怀孕而足月胎产。临床上所见的妊娠胆汁淤积症（主要因雌、孕激素的增加及遗传特性等原因，妊娠时胆酸盐沉积于胎盘，损伤正常细胞影响胎盘血流灌注。因此胆汁郁积症的孕妇围产儿发病率及死亡率很高，且有逐胎加重复发倾向。）此乃湿热蕴遏肝胆，瘀阻胎脉而使胎养失充，胎动不安。故不能单纯用一般的益气养血、健脾补肾或养阴清热、凉血安胎的方法，而要侧重于清热利湿、疏肝利胆、活血化瘀安胎的方法进行治疗，每每疗效显著，使胎儿安然无恙。

四、精中通西，互补互用

骆益君虽为世袭中医，但她思想开明，与时俱进，力求将中医的特色与西医的优势结合起来，主张师古不泥古，参西不离中，坚持中医的四诊合参、整体观念、辨证论治，精中通西，取各之所长，互补互用，追求临床实效。

随着时代的进步、科学的发展，多种因素导致对人体及环境的污染增加，使疾病的病种、病情变得更为错综复杂，骆氏始终以中医的宏观洞察与西医的微观分析相结合，将四诊八纲的辨证分析与现代医学的仪器检测疾病相结合，将中医的病因病机与西医的病理变化相结合，这样才能确定病因、病机、病位，击中要点，提高疗效。

如对早早孕期间疑似宫外孕的患者，不能用中医的望闻问切来确诊，需利用西医的阴超及实验检查等加以确诊，尽早争取主动，运用中西医结合的方法，消除异位的胚胎，免除患者的手术之苦和输卵管破裂出血的危险。又如输卵管因素不孕，不进行现代化医疗器械的检查，何以能得知，单纯用中医的辨证手段，往往不能切中要害，药有偏差，影响疗效。再如不孕不育症，对一些无症可寻的患者，必须双方进行实验室检测，不能光责之于女方，要以科学为依据，通过检测才能发现问题（诸如男方精液异常及生殖系统免疫抗体的异常等）。针对问题，对症下药，以达捷效。

五、证病结合，辨析互参

在临床上一种疾病可分不同的证型，一种证型可见于不同的疾病之中，所以我们要"证病结合、辨析互参"。将宏观"辨证"与微观"辨病"相结合。当四诊未能得到辨证的依据或证已消而病未愈时，我们要无证从病而论治，当病因不明，各种检查未见异常而一时不能确诊疾病时，那我们则应从中医的辨证入手，无病从证而论治。

中医认为异因可致同病，同因可致异病。骆氏善于同病异治，异病同治。主张一方不能统治一病，治疗上应坚持中医的整体观念，根据患者的症状，体征及体质因素的不同，结合"病"的特点，研究"证"的变化，辨证论治，因人因时因地制宜。如对子宫肌瘤、子宫内膜异位症，输卵管堵塞等，它们的病因病机在"痰"在"瘀"，但又因为它们的病理变化的部位不同而产生了不同的症状和病症，因此我们在治疗上就须抓住"病"的特点，分析证的变化，立法处方，从"瘀"从"痰"论治，不同病症同一证型的我们则异病同治，然而，同一疾病中的不同证型我们则同病异治。如子宫内膜异位症可因寒凝而痰瘀胶结，也可因热盛而痰瘀壅结的，则分别用温经通阳，化瘀消痰软坚和清热凉血化瘀消痰散结之法。

六、注重正气，标本兼顾

由于妇科疾病往往原因甚多，错综复杂，虚实夹杂。本着"急则治其标，缓则治其本""本虚标实则标本兼顾"的治疗原则，骆益君处方立法，整体考虑，思维豁达，综合分析，用药灵活，不拘一格，注重正气，标本兼顾。《内经》曰："正气存内，邪不可干；邪之所凑，其气必虚。"这同西医所说的免疫反应与中医的"邪正相争"学说是不谋而合的。当正气虚弱时可表现为免疫功能低下或障碍，使病邪乘虚侵入而致病；当正气充足时免疫功能多正常，则病邪就无虚可乘而不发病。如临床所见的免疫性不孕，中医认为此病即有局部的湿热血瘀原因，又有整体的肝肾脾阴阳气血失调的因素，但整体的阴阳气血失调尤为重要。所以生殖系统的免疫抗体产生应以脏腑阴阳气血功能的失调为主要病机，湿热瘀热邪毒等为诱发因素，当属本虚标实之证。在辨证辩病中，结合患者的免疫状态，以玉屏风散（生黄芪、生白术、防风）为基础，生黄芪、白术健脾益气，具有双向免疫调节功能，促进蛋白质合成。防风与生黄芪、白术同用又有扶正祛邪，提高免疫功能之意。处方用药上，根据患者脏腑气血阴阳的变化和局部的致病因素，把握好标本、主次、缓急的关系，辨证论治，扶正祛邪，以达标本同治。

此外，骆益君在运用汤药过程中，除消渴患者以外，喜用善用药对甘草与红枣。因甘草味甘，性平，归心，肺，脾，胃经。具有益气补中，清热解毒，祛痰止咳，缓急止痛，调和药性之功。临床上常炙用于心气不足的心动悸、脉结代，脾气虚弱的倦怠乏力、食少便溏。也可用于痰多咳嗽、脘腹及四肢挛急作痛。更用于药性峻猛的方剂中，能缓和烈性或减轻毒副作用，又可调和脾胃。生用则清热解毒，可治热毒疮疡，咽喉肿痛及药物中毒等。现已证明，甘草中所含的甘草甜素在药理上确有解毒作用，证实了《本草纲目》上记载甘草"解百药毒"的正确结论。

《本经》中记载，红枣味甘性温，归脾胃经，有补中益气、养血安神、缓和药性的功能。现代药理研究发现，红枣能使血中含氧量增强、滋养全身细胞，是一种药效缓和的强壮剂。在临床上红枣与党参、白术共用，能补中益气、健脾胃，达到增加食欲、止泻的功效；红枣和生姜、半夏同用，可治疗饮食不慎所引起的胃炎如胃胀、呕吐等症状；和甘草、小麦同用（甘麦大枣汤），可起到养血安神、舒肝解郁的功效，治疗女性躁郁、哭泣不安、心神不宁等；用于药性剧烈的药方中，缓和药性，减少烈性药的毒性，并保护脾胃护正气。鉴于以上药性与功用，所以骆氏喜用甘草和红枣作为佐使药配伍方中，目的一是助君臣之药扶正祛邪之力，二是缓和药性，改善口感，保护脾胃。因为往往患有慢性疾病的患者，大部分选择中医治疗，因此服药时间比较长，苦味的中药久服易伤脾胃，使患者不能坚持。所以方中配伍甘草与红枣改善口感，保护好脾胃，使患者能坚持服用至病愈，也是骆氏妇科重视药性药味的一大特点。

七、肝肾为纲，心脾为目，纲举目张

骆氏认为，治月经病以调为主，养血为先。然月经与肝肾脾关系密切。肝藏血，肾藏精，同为先天之本（女子以肝为先天，男子以肾为先天）。肝为乙木，肾为癸水，水能生木，水能涵木。乙癸同治，肝肾相生。肝体阴而用阳，主动主升。以阴血为本，以肾水为养。肝藏一身之血，主一身气机的疏畅而具有调节一身气血为用的特性。冲任二脉同起会阴，内系于胞宫而与肝肾同源，故有"奇经八脉隶属于肝肾"之说。故调经则调冲任，调养冲任即治肝肾。

脾（胃）为后天之本，气血生化之源，脾主统血。血虽生于心，然必得肝、脾、肾三脏功能的相互协调，相互配合才能完成从生化、运化到濡养五脏六腑、四肢百骸的作用。《素问·阴阳别论》说："二阳之病发心脾，有不得隐曲，女子不月。"由此可见，人有隐曲，难诉之情在心，则心情不畅，情志抑郁，或忧郁忿恼导致气失条达，肝郁气结则犯胃传脾。二阳受病，脾胃不运，气弱血虚，女子月经不调，经迟经量少以致月经闭。

依据上述理论，骆氏在临床上主张以肝肾为纲，心脾为目，纲举目张。在月经病的调治中，尤其对素体肝肾不足，或兼肝郁脾虚，气虚血少者，则肝肾同治，佐养心脾，通调冲任，相互资生，月事正常。要求孕育者则得子嗣。如一患者33岁，结婚9年不孕，素向月经后期，因婚后多年不孕，心情郁闷，出现经闭十月后，屡经西医用激素进行周期性治疗，但停药后仍闭经。情志更为抑郁，夜寐不安，胃纳减少，面色不华。此乃肝肾不足，肝郁脾虚，气虚血少，冲任失调也。治宜疏肝解郁、补益肝肾、健脾养血调冲着手，并以抒情诱导，解除心理负担，使肝肾充盛、肝气条达，精血充沛，服药50余剂而得孕育。

八、津血同源，痰瘀同治

《素问·经脉别论》云："饮入于胃，游溢精气，上输于脾，脾气散精，上归于肺，通调水道，下输膀胱，水精四布，五经并行。"阐明了津液的来源和输布。《灵枢·营卫生会篇》曰："中焦亦并胃中，出上焦之后，此所受气者，泌糟粕，蒸津液，化其精微，上注于肺脉，乃化而为血。"论述了血的来源及生化过程。津和血同源于脾胃之水谷精微。《灵枢·邪客》指出："营气者，泌其津液，注之于脉，化以为血。"两者均为液体，其性质皆属阴，都以营养、滋润为其主要功能。且津液是血液重要组成部分，而血的一部分与营气分离而渗出脉外，便成津液。故有"津血同源""津血互化"之说。

津血同源是中医学对津与血生理方面的概括，津与血既是人体脏腑功能活动的物质基础，也是脏腑功能活动的产物。而痰饮与瘀血则是津血不归正化的病理产物。痰饮之聚，源于津液；瘀血之积，源于血液。痰瘀同源的物质基础在于津血同源。

骆氏认为由于"津血同源""津血互化"的关系，津血同源又是痰瘀同源的物质基础，痰和瘀在病理上关系密切，常由痰生瘀或由瘀生痰，痰瘀参杂，互为因果。如痰浊为患，最易阻滞气机，脏腑气机升降失常，影响气之行血功能，血行瘀滞，致痰瘀相杂而因痰致瘀。若瘀血内存，气机受阻，升降失调，影响津液敷布代谢，而致痰浊内生而因瘀致痰。且痰浊为有形之邪，又能将阻滞脉络，加重血瘀而影响气血运行不畅，致痰瘀互结为病。妇人若调摄不当，痰饮与瘀血留滞冲任、胞宫胞脉，则痰瘀互生，而冲任失畅、胞宫胞脉功能失调，从而可导致妇科疾病的发生。虽然痰饮、瘀血致病各有特点，但在妇科疾病的发生发展中多见痰瘀互结致病。因此在治法上应针对痰瘀致病的特性，决定治疗中当重视痰瘀同治的原则。往往难治性的妇科疾病皆与痰瘀有关，在临证时应抓住痰瘀相关的本质进行辨证论治，充分发挥中医学的优势，为多种疑难疾病的辨证治疗开辟新路径，以期提高临床疗效。长期以来骆氏妇科的这一观点，在临床上得到了很好的证实，临症之时应辨别痰与瘀之先后、轻重、标本，再根据临床辨证确定具体治法。虽然有时仅表现为痰或瘀的某一方面，但根据痰瘀相关理论，酌情在治痰时兼顾化瘀，或化瘀时兼顾祛痰，以防止痰瘀互结，阻止疾病进一步发展。

朱丹溪有"痰夹瘀血，遂成窠巢"之说，唐容川《血证论》有"血积既久，亦能化为痰水"之论，沈金鳌有"血水相搏"之言。实践证明，痰阻则血难行，血凝则痰难化。瘀血内阻，久必生痰，痰致血瘀，痰瘀参杂，互为因果，不能截然分开。我们在临床所见的子宫肌瘤、卵巢囊肿、子宫内膜异位症、子宫腺肌病、多囊卵巢综合症、输卵管阻塞不孕等属中医妇科中的癥瘕、不孕、闭经、痛经等范畴，而这些疾病都是与痰瘀有关的沉疴痼疾，骆氏在临证中准确辨识，据证施治，领会痰瘀之间的关系，主张痰瘀同治，拟方中常选用象贝母、夏枯草、冰球子、皂角刺、胆南星等化痰软坚；三七、三棱、莪术、当归、红花、桃仁、血竭、穿山甲等祛瘀通络散结，使痰化瘀散，气血流畅，津血输布于五脏六腑奇经八脉而病蠲奏效。

综上所述，津血同源，故痰瘀相关，痰瘀同病，须痰瘀同治，方可取效。

骆氏妇科治疗不孕不育症的思路与方法

一、思路

1. 不孕定位，须查夫妇双方　人类的生殖生理是相当复杂的，它不仅与夫妇双方生殖系统的生理功能有关，还受到夫妻间性生活、心理、感情、方法等诸多因素的影响。不孕症不能单独责之女方，男子不育亦占相当比例。前贤早有论述，如唐·孙思邈《千金方》求子论云："凡人无子，当为夫妻俱有五劳七伤，虚羸百病所致，故有绝嗣之患。"说明除生理缺陷外，男女双方均可因生理功能的异常和病理因素导致不孕不育。《灵枢·决气》指出："两神相搏，合而成形，常先身生，是谓精。"《妇科玉尺·求嗣》中引万全曰："男子以精为主，女子以血为主，阳精溢泻而不竭，阴血时下而不衍，阴阳交畅，精血合凝，胚胎结而生育滋矣。"《女科正宗·广嗣总论》概括地指出："男精壮而女经调，有子之道也。"上述可见，生殖的根本是以肾气、天癸、男精女血作为物质基础，男女双方在受孕和胚胎孕育过程中都起着不分主次、不可分割的重要作用，故不孕不育关系到男女双方，应将夫妇作为一个生殖单元加以检查，即夫妇同查。如果检查发现夫妇均有异常，则需夫妇同治。如检查排除男方因素，则不孕定位在女方。若排除女方因素，则不育定位在男方。

如一位沈姓女患者，年届三十有二，结婚三年，夫妇同居一地，从未避孕，一直未曾受孕。以往经期准，经水量、色均可，无腹痛，5 天净。婚后月经稀发，常数月一行，经水量少，色暗红，夹少许内膜组织，无腹痛，无乳胀，腰酸，3～4 天净。患者曾经市专科医院诊治，多次查性激素提示：雄激素偏高。予达英 -35 治疗 3 个月，停药后仍未见起色。后又至市三级中医院中药调理半年，月经仍见稀发。2009 年 11 月 2 日于外院作性激素检查：促卵泡生成素（FSH）：4.1IU/L，促黄体生成素（LH）:6.6 IU/L，泌乳素（PRL）:7.6μg/L，雌激素（E2）:512pmol/L，孕酮（P）：0.7nmol/L，雄激素（T）：2.7nmol/L↑。继而停止治疗。2010 年 3 月 4 日经人介绍初次来诊，诉末次月经为 2010 年 1 月 14 日，月经已逾期半月余未行，现无胸腹胀，带下稀少，二便调，舌质淡红，苔薄，脉细。即于本院测尿妊娠实验：阴性。阴超：子宫内膜线厚度 8.7mm；宫体及双侧卵巢未见明显异常团块回声，左右卵巢内见最大卵泡大小分别为 5mm×7mm×8mm 及 8mm×8mm×9mm；盆腔内见少量积液，范围约 9mm×10mm。投以补肾调肝，通养冲任之剂。用炒当归 10g，熟地黄 12g，炒川芎 9g，柴胡 6g，制香附 10g，甘杞子 12g，覆盆子 10g，淫羊藿 15g，石楠叶 15g，紫石英（先煎）30g，紫河车粉 5g（吞服），菟丝子 10g，三棱 9g，莪术 9g。同时进行血液抗精子抗体、抗子宫内膜抗体、抗卵巢抗体、抗透明带抗体的检测。2010 年 3 月 16 日复诊时仍未见经行，届时月事已闭阻二月，未见蛋清样白带，无胸腹胀，夜寐欠安，易醒，舌质淡红，苔薄，脉细。查尿妊娠实验：阴性。2010 年 3 月 10 日本院检查报告：抗精子抗体、抗子宫内膜抗体、抗卵巢抗体、抗透明带抗体均阴性。治宗原意，继调冲任。前方加减出入，续服 8 剂。2010 年 4 月 6 日来诊时诉：药后 3 月 22 日转经，经水量中，色红，无血块，无腹痛，轻微腰酸，7～8 天净。近日面部痤疮减少，大便调，寐安，舌质淡红，苔薄，脉细。2010 年 3 月 29 日又于外院复查性激素：T：2.0nmol/L，降至正常范围。治宗原法，根据月经周期的阴阳变化随证加减化裁。因患者工作较远，不能按时就诊，共服 46 剂中药后于 2010 年 5 月 20 日就诊：末次月经：3 月 22 日，停经 60 天，因认为不可能受孕而未采取避孕措施。现感轻微腰酸，小腹微胀，舌质淡红，苔薄，脉细滑。检查尿 HCG 为阳性。次日查血 β–HCG>10000miu/mL，B 超提示：宫内早孕，相当于 6 周左右，孕囊大小 6mm×12mm×16mm，孕囊内未见明显胚芽回声，卵黄囊大小约 3mm×3mm。

在女方初诊时，鉴于骆氏主张治疗不孕不育须夫妇同查同治的观点，了解其夫年届 32 岁，幼时曾有腮腺炎史及乙型肝炎史。故同时要求其夫作有关检查。2010 年 3 月 16 日本院精液常规：量 5mL，活率：0，计数：2mm×10⁹/L，活力：0，液化时间：55 分钟，白细胞：2 ～ 5/Hp，PH 值：7.1，卵磷脂小体：少许。肝功能：总胆红素 22.9umol/L，余均正常。检查表明患者患有严重的少精症、死精症和精子液化过长现象，并伴有乙肝小三阳。患者主诉夫妻性生活正常。无烟酒嗜好习惯。平素时感乏力，劳则腰际酸痛，尿行尚畅，尿后偶有余沥，尿色偏黄，大便调，近日偶咳，痰少色黄，咯吐尚畅，舌质淡红，苔薄黄腻，脉细弦数。患者数症集于一身，肝肾同病，本虚标实。治宜肝肾同治，标本兼顾。予以柴胡 6g，黄芩 9g，茵陈 30g，炒山栀 10g，垂盆草 30g，田基黄 30g，车前子（包煎）30g，黄柏 10g，炒当归 10g，甘杞子 12g，桑寄生 12g，菟丝子 10g，淫羊藿 12g，粉萆薢 15g，象贝 10g，炒麦芽 60g，红枣 20g 为基本方随证加减，并给予 ATP 片口服，每次 40mg，每天 3 次。药后诸症好转，至其妻 2010 年 5 月 20 日发现已受孕时共服中药 50 剂。

以上病案收效甚快虽是特例，但说明如果不是夫妇同查同治，只责之于女方，单治女方，则受孕之事遥遥无望。正因为夫妇同查同治，才能找出不孕不育问题的症结，有利于提高疗效，缩短疗程。

2. 中西结合，细审明辨而论治　女性不孕症不是一个独立的疾病，往往是许多妇科疾病导致的最终结果或后遗症，由于病因复杂，当应细审明辨而论治。当今新知迭出，目不暇接，《诗经》有云："周虽旧邦，其命维新。"中医学虽为传统医学，其命亦在维新，骆氏主张师古不泥古，参西不离中，发扬中医特色，并结合现代医学的检测手段进行病因检查，将辨证与辨病相结合。中医辨证不外乎有肾虚、血虚、肝郁、痰湿、湿热、血瘀等，而西医检查常见有输卵管因素、排卵功能障碍、子宫因素、宫颈阴道因素、免疫因素及染色体异常等因素。但临床所见单一证型和单一因素较少，往往是多元复合出现。所以我们要将中医的四诊和西医的现代检测方法相结合，辨证与辨病相结合，细审明辨而论治。

3. 调节情志，有助受孕　妇人以血为本，经乳孕产的生理活动均以血为用。

七情内伤最易导致气血失调，从而引起妇科疾病。宋代陈素庵曰："妇人经血不调，多因气郁所致。"《傅青主女科》更全面地论述了七情内伤作为病因，列有"郁结血崩""多怒堕胎""大怒小产""气逆难产""不孕"等证治。叶天士有"女子以肝为先天"之说。肝为藏血之脏，主疏泄，体阴而用阳，冲任为血海，肝经之脉与冲脉相连，肝气疏泄有序，冲任和谐，则月事正常。肝为刚脏，最易动荡，如遇情志激动，或所欲不遂，则抑郁不乐，肝郁气滞，疏泄失常，则冲任不能相资而致不孕。

七情内伤可引起妇科疾病，而疾病或脏腑功能失常导致的情志异常又可加重妇科疾病。临床上，尤其是求子心切的患者，常易气机不畅造成不孕，而不孕又使其焦急不宁，形成恶性循环。因此我们在临证时除了进行药物治疗外，更要以情胜情、怡悦开怀，调节情志。如情志调和，则气血流畅，冲任盈益有度，胎孕易成。所以对患者进行心理疏导乃为治疗不孕症之首务，也是中医"心身统一"观的具体体现。

二、方法

《景岳全书·妇人规》曰："种子之方本无定规，因人而药，各有所宜"，说明不孕症的治疗方法多样，灵活变通，随证施治，同时也暗寓了不孕症之治疗无定方可循，无定法可依，难度较大。骆氏在不孕不育症的治疗上，坚持整体观念，在辨证的基础上遵循"治病必求其本"的原则，认为不孕症患者，当有病先治病，病祛再种子。治疗不孕症的最终大法为：补肝肾，调冲任。因为不孕症的病理实质为禀赋虚弱，肝肾不足，以致冲任亏损。治疗上要注重经期主症与患者整体情况相统一，辨证与辨病相结合，标本兼顾。

1. 种子宜从调经着手，标本兼顾　不孕症不是一种独立的疾病，而是许许多多疾病共有的一种病症，但临床上不孕症常常与月经病关系密切，要求孕育，经调是先决条件。《妇科要旨》云："妇人无子，皆由经水不调，经水所以不调者，皆由内有七情之伤，外有六淫之感，或气血偏盛，阴阳相乘所致。种子之法就在于调经之中。"根据各种致病原因，辨证论治，使肾气旺盛、任脉通、冲脉充盈、月事如期，而为孕育创造条件。《医宗金鉴》说："女子不孕之故，由伤其冲任也。"实践证明，不孕症以肝肾亏损，冲任不足者居多，故以补肝肾、调冲任为治疗不孕症之大法。调经法当：经前宜疏达，经期须调畅，经后要填养，经间则通补，再参合脉证化裁出入。正虚者可在经后、经间期阴长阳消、阴阳转化、阴极生阳之时滋养培元以补正；邪实者可值经前、经行期阳盛阴长、气血充盛、重阳转阴之际，通达清源以祛邪，则自可应手取效。然而临床常见兼有气滞血瘀、痰湿内阻以及湿热蕴滞胞脉等虚实夹杂情况，当从整体分析、根据主症、辨证论治，一般平时着重治本，月经期标本兼顾。

偏于肝肾阴虚者：治以滋肝肾养阴血为主。

常用药物：女贞子15g，旱莲草15g，枸杞子12g，制首乌15g，当归10g，白芍12g，生熟地黄各12g，桑椹子10g，菟丝子10g等。

偏于脾肾阳虚者：治以健脾益气，温补肾阳。

常用药物：党参10g，白术12g，怀山药12g，紫河车粉6g（吞服），巴戟天10g，肉苁蓉10g，菟丝子10g，淫羊藿12g等。服法如前。

月经期：月经来潮时应疏理气血，使月经通畅，消除或缓解临床症状。

基本方为：柴胡6g，郁金12g，炒当归10g，炒川芎6g，丹参15g，红花5g，益母草30g，甘草6g，红枣20g。

对偏于阴虚或阳虚、虚实夹杂症则根据主证以上方随症加减，标本兼顾。

偏热者：加丹皮10g，赤芍10g，黄芩9g等。

虚热者：加知柏各10g，地骨皮12g等。

偏寒者：加炮姜3g，吴萸3g，艾叶5g等。

虚寒者：加肉桂3g或桂枝6g。

气滞者：加香附10g，木香6g，川楝子10g，炒延胡索12g。

血瘀者：加失笑散10g（包煎）或三棱9g，莪术9g，腹痛甚者可加制乳香

9g，没药 9g 等灵活掌握使用。

兼夹湿热、湿毒者：加红藤 30g，败酱草 30g，土茯苓 15g，蛇舌草 15g 等。

兼夹痰湿者：加夏枯草 30g，冰球子 10g，胆南星 10g，石菖蒲 10g 等。

经量过多而夹血块者：加血竭 3g（包煎），煅花蕊石（先煎）30g，三七粉 2～6g 分次温水吞服。

经量过多而无血块者：可另用阿胶 9g 加适量冰糖文火隔水蒸烊化，切忌加料酒。

典型病案

富某，女，32 岁，农民。

初诊日期：1983 年 12 月 15 日。

19 岁初潮，月事辄居，婚后九年未孕，现经闭 10 月，面色少华，腰酸乏力。舌质淡红，苔薄，脉细。屡经中西医治疗未效。西医曾用人工周期，停药后仍闭经，男方检验精液正常。

诊断：继发性闭经，原发不孕。

证属禀赋弱于先，将摄失于后，肝肾不足冲任失养，血海空虚，无以下行，因而经闭。治宜补益肝肾养血调冲。

处方用药：炒当归 10g，炒白芍 12g，炒川芎 9g，枸杞子 12g，肉苁蓉 10g，覆盆子（包）12g，淫羊藿 12g，仙茅 10g，元红花 5g，茺蔚子（包）10g，紫石英（先煎）15g，炙甘草 6g。14 剂。

二诊日期：1984 年 1 月 3 日。

药后少腹近感胀痛，此意料中佳兆，药用行气，活血疏通之味，以敦促经下。

处方用药：柴胡 6g，广郁金 12g，炒当归 10g，丹参 15g，炒川芎 6g，制香附 10g，鸡血藤 30g，红花 5g，益母草 30g，川牛膝 10g、茜草根 10g，炙甘草 6g，红枣 20g。7 剂。

三诊日期：1984 年 1 月 12 日。

上方服 7 剂后，1 月 11 日来潮，量较多，色红，夹血块，少腹胀痛，腰酸，舌质偏红，苔薄，脉弦细，仍以前方出入续进四剂。

经后仍进补益肝肾之剂，期前活血疏通，交替治疗，连续服药 50 余剂。月事正常三次后，于 3 月 11 日转经后受孕，5 月 7 日因停经五旬余，呕吐纳呆而来门诊，诊得孕脉，并作尿妊娠试验呈阳性反应，确诊妊娠恶阻。

按语：《内经》云："女子二七而天癸至，任脉通，太冲脉盛，月事以时下，故有子。"《医宗金鉴·妇科心法要诀》中说："先天天癸始父母，后天经血水谷生，女子二七乙癸至，任通充盛月事行。"《医学正传》有"月水全赖肾水施化，肾水既乏，则经血自以干涸"之说。说明肾虚精乏，无以化血，血枯经闭，也常是临床重要原因。肝藏血，肾藏精，肝为乙木，肾为癸水，乙癸同源，肝肾相生。本案 19 岁初潮，先天禀赋不足，后天失养，肝肾两亏冲任虚衰，经闭不行，何能孕育生子。故治以补益肝肾、养血调冲着手，重用苁蓉、覆盆子、仙灵脾、紫石英等补肾填精，益以四物汤、茺蔚子等补血和血养肝调冲，使肾气旺盛，精血充沛，两精相搏，合而成形，阴阳调和而得孕育焉。

2. 证病结合，证治求本　根据骆氏中医妇科的学术观点及临床经验认为，多种妇科疾病可表现为月经不调、疼痛、包块、粘连，最终可致不孕。常常可见同病异证，异病同证，异因可致同病，同因可致异病。所以在治疗上要证病结合，证治求本。不能以一概全，一方统治。必须因人因时因地制宜。只要辨证准确，同病可以异治，异病也可同治。

（1）对不孕兼伴子宫内膜异位症者：骆氏认为其本为"虚"，标为"实"。运用补肾调肝、活血化瘀、化痰软坚之法对生殖神经内分泌—免疫—前列腺系统间的调节，降低血液黏稠度，改善局部微循环，达到祛瘀生新、散结止痛、调经祛病、任通冲盛而受孕的目的。

（2）对不孕兼伴生殖免疫抗体异常者：由于免疫因素造成的不孕、不育统称为"免疫性不孕育"，中医典籍虽然对本病没有明确记载，但对不孕不育症有着独特的理论和丰富的临床经验。20 世纪 90 年代初，骆氏妇科新开展了对免疫性不孕不育的观察与研究，认为在中医的"不孕、不育"范畴里不乏有西医诊断学中的"免疫性不孕不育"的患者存在，我们应将中医四诊的宏观辨证与西医实验室检测的微观辨病有机结合起来，大量的临床实践使我们从中认识到抗精子抗体、抗子宫内膜抗体、抗滋养层抗体、抗卵巢抗体、抗透明带抗体、抗心磷脂抗体中任何一项阳性者，均可对孕育过程中的不同环节产生不利的影响，以致不孕或流产。从免疫角度看，一切抗过敏、抗过分动态反应，不仅与肾阴有关，而且与肝阴关系更为密切与重要。肝体阴而用阳，是阴脏中的阳脏，内寄相火，最易活动。火旺则使阴阳失去相对平衡，致使血分中的风热变化。所以骆氏认为免疫抗体阳性患者与血中有风毒有一定关系。阴虚及阳或素体脾肾不足，阳气偏虚，气化欠利，抗力减弱，不能温煦暖宫，冲任胞宫失调，两"精"不能相搏而难以成孕。此外因感染及损伤胞宫冲任之处夹有湿热邪毒血瘀，亦易影响精卵结合。所以，骆氏在治疗免疫性不孕不育中，根据临床实际及积累的经验拟定了行之有效的验方，如"滋养肝肾抑抗汤""温养脾肾调抗汤""利湿化瘀祛抗汤"等，并主张治疗当整体观念，证病结合，审因证治求本。应因人因时而宜，辨证选方，灵活化裁，以求实效。

（3）对不孕兼伴输卵管阻塞者：本病因情志抑郁，肝失条达，疏泄失常，气机不利致胞脉瘀阻；或因房室纵欲，频繁人流，腹部手术等致血不归经而瘀血内停；或因经期，手术不洁，湿热之邪入侵、与瘀血搏结而使胞脉阻滞；或脾肾阳虚，清浊升降失司，痰浊水湿占据血室致痰瘀互结于冲任胞脉而形成不孕。其中血瘀痰阻是其主要病机，病位在胞脉，根据清代名医叶天士"久病入络"学说，结合临床经验总结，骆氏认为对治疗输卵管阻塞一证，必求其本，宗其"宿邪缓攻"之旨。重用活血化瘀之品，必佐虫类灵动之物，要达破瘀散结通络之功，须合化痰软坚之药。且病证结合，根据辨证分型，制定攻补兼施，标本兼顾之法，以达行其瘀，通其络之目的。拟定以三棱、莪术、三七、穿山甲、地龙干、夏枯草、冰球子等为基本方的主要药物，擅用《金匮要略》大黄䗪虫丸与之组合巧用，以达"宿邪缓攻""标本兼顾"之意。

并根据病之兼杂变证，灵活化裁。临证时，对经行不畅，经前乳房胀痛，胸胁胀满，舌质正常或偏暗，苔薄，脉细弦或弦等肝郁气滞者，加柴胡、广郁金、制香附等疏肝理气；对月经后期，经色紫暗，夹血块，伴腹痛或下腹坠胀，舌质暗或有瘀点，脉弦涩等血瘀者加川楝子、延胡索或失笑散等活血化瘀止痛；对带下色黄、下腹隐痛或经期延长，舌苔薄黄腻，脉弦数的湿热夹瘀者，加用黄柏、蛇舌草、败酱草等清热利湿解毒之品；对月经后期而至或闭经、经水量少、痰黏或肥胖多痰、带多质黏，倦怠乏力，舌淡胖、苔白腻、脉弦滑的痰瘀者，则合苍附导痰丸化裁，以加强祛痰通络之功。

（4）对不孕兼伴慢性盆腔炎、良性卵巢囊肿者：骆氏主张用活血化瘀、清热利湿解毒，佐以化痰软坚散结的方法进行治疗，同时须坚持急则治标，缓则治本的治疗原则，掌握病与证的转变，祛病与扶正的轻重缓急关系，做到标本兼顾，攻补兼施。

典型病案

秋某，女，31 岁，工人。

初诊日期：1998 年 1 月 19 日。结婚 3 年未孕，夫妻同居一地，男方曾于市级医院检查，均属正常，患者月经期尚准，平素两少腹经常抽痛已两年余，经行加剧或呈痉挛性腹痛，腰酸如折，经水量较多，夹血块、色紫暗，经净后痛始减。舌质紫暗，苔薄微黄腻，脉息弦涩。1997 年 8 月 3 日于他院 B 超检查提示：盆腔积液。1997 年 10 月 29 日仍于该院作子宫输卵管碘油造影，提示双侧输卵管阻塞。证属湿热之邪入侵胞脉，迁延日久致气血壅滞，胞脉受阻。治先活血化瘀、疏气通络，佐以清热利湿。

处方用药：炒当归 10g，柴胡 6g，赤芍 12g，丹皮 10g，三七粉 3g（吞服），三棱 12g，莪术 12g，红藤 30g，败酱草 30g，穿山甲 9g，夏枯草 15g，制乳没各 5g，炒延胡索 10g，益母草 30g，生甘草 6g。

经行前一周开始服 7 ～ 10 剂。月经干净后则补益肝肾、标本兼顾。治疗期间坚持男用避孕。药后症状日趋好转，1998 年 8 月在上海国际和平医院又作子宫输卵管碘油造影进行复查，提示双侧输卵管均已通畅。同年10月停止避孕，患者仍坚持周期性服药，在1999年1月16日末次月经后受孕，1999年10月25日足月顺产一男婴。

按语：患者体质素弱，肝肾不足，湿热蓄积于冲任，与血相搏，积而成瘀，瘀热互结，痹阻胞脉而以血瘀为主证，实属本虚标实之证，故经前经期宜祛邪为主，攻补兼施。重用三棱、莪术、赤芍、丹参等活血化瘀，柴胡、延胡索、香附等疏气之味。活血化瘀疏气则有利于气血畅行，气血流畅则瘀化痛蠲，符合"通则不痛"之意。气为湿阻，血为热结，故尤须以红藤、败酱草、地丁草等清热利湿，使热除湿化。又如穿山甲、夏枯草等通络散结之味，行经时必不可少，以促进局部血流通畅，促使炎症吸收，消除局部的瘀滞，改善输卵管正常蠕动。经后当予补益肝肾、调理气血，分清主次，随症斟酌，病祛经调、任通冲盛始能受孕。

3. 内外同治，相辅相成

（1）腹部穴位中药敷贴离子导入法：清·陈士铎《石室秘录》明确指出："任督之间，倘有癥瘕之征，则精不能施，因外有所障也。"因此祛除一切任督、胞宫胞脉之间的癥瘕积聚也是治疗不孕之重务。骆氏主张"内治与外治相结合"，近年来骆春在骆氏祖传外用验方的基础上加以研制改良，利用中药的四气五味的特性，根据辨证论治的原则，大体分为三型，拟定了化瘀消痰，温经通络的骆氏腹敷Ⅰ方用于瘀痰互结型；活血化瘀，清热通络的骆氏腹敷Ⅱ方用于瘀热壅积型；活血化瘀，益肾通络的骆氏腹敷Ⅲ方用于血瘀肾虚型。以异病同治，同病异治方法，分别运用于治疗输卵管阻塞、积水、粘连，痛经，癥瘕，宫外孕保守治疗，盆腔炎，盆腔炎性包块，月经不调，排卵障碍及男性生殖系统炎症等。中医认为：腹为阴，背为阳，前后配穴可以起到"从阴引阳，从阳引阴"的作用，以达到调节阴阳，畅通经络，调和脏腑的目的。用活血化瘀、化痰软坚、通络走窜及补益肝肾、温经散寒之品，通过中药离子导入仪作用于有关穴位，利用直流电将药物离子通过穴位、皮肤、黏膜导入人体，使药物"直达病所"，以达到温通阳气，温肾暖宫，疏通经络，调经助孕之效，发挥"从外治内，内外同治"的作用，以提高疗效，缩短疗程。

典型病案

陈某，女，28 岁，已婚。

初诊日期：2009 年 9 月 11 日。结婚三年未育，婚前有两次人流史，末次流产：2005 年 5 月。2008 年 8 月 8 日松江妇幼保健院做子宫、输卵管碘油造影示：左输卵管通而极不畅，右输卵管通而不畅。来诊时诉：末次月经 2009 年 8 月 15 日，经水量中，色暗红，无血块，小腹隐痛，经水 5 天净。平素带下绵绵、色黄、气秽，舌质偏红，苔薄黄腻，脉弦数。证属湿热蕴遏胞宫，瘀阻胞脉。

内治：治宜清利湿热，活血化瘀通络。处方用药：黄柏 10g，土茯苓 30g，败酱草 30g，红藤 30g，蛇舌草 30g，当归 10g，炒川芎 6g，柴胡 6g，郁金 12g，制香附 10g，穿山甲粉 6g（吞服），地龙干 10g，皂角刺 15g，薏苡仁 30g，益母草 30g，生草 6g。三七粉 2g 及予以大黄䗪虫丸 3g 一次，每日二次另用温水吞服。

外治：骆氏腹敷 II 方，活血化瘀，清热通络。将丹参液 20mL 与中药药粉调成厚糊状，做成药饼敷于神阙、气海、关元等穴，通过中药离子导入仪将药物离子导入人体，从而达到治疗的目的。每次腹敷 25 分钟，一周 2～3 次。

二诊日期：2009 年 9 月 28 日。9 月 19 日经行，量中，色红，无血块，小腹痛未发，5 天净。经净后带下色白，无气秽，舌质淡红，苔薄，脉细小弦。

处方用药：生黄芪 15g，当归 10g，丹参 30g，炒川芎 9g，柴胡 6g，郁金 12g，水蛭 10g，地龙干 10g，皂角刺 15g，冰球子 10g，夏枯草 30g，三棱 10g，莪术 10g，女贞子 15g，旱莲草 15g，菟丝子 10g，生草 6g，红枣 20g。继续予大黄䗪虫丸每次 3g，每日二次，温水吞服。改用骆氏腹敷 I 方治疗。

以后根据兼症，随症加减，调治半年许。末次月经 2010 年 3 月 25 日后避孕失败，停经 30 天时来诊，作尿 HCG 检查：阳性。2010 年 5 月 9 日我院 B 超提示：宫内早孕，相当于 7 周 +-，见有心管搏动。

按语：早在隋代《诸病源候论》中就指出"夹疾无子"，即月水不利无子、月水不通无子、子脏冷无子、带下无子、结积无子，明确指出了月经病、带下病、癥瘕可致不孕。[5]本病案属湿热蕴遏胞宫，瘀阻胞脉之输卵管阻塞因素所致的不孕，本着以外治内，内外同治，使药物直达病所，提高疗效的目的。故取神阙、气海、关元等穴，培肾固本，调气回阳，主生殖、主元气。穴在脐上胞宫之上，为生化之源，男子藏精，女子藏血之处，为全身养生保健强壮要穴。敷以活血化瘀，清热通络骆氏腹敷Ⅱ方，透过皮肤黏膜使药物离子渗透入病之所在，配合内服的清利湿热，活血化瘀通络之剂，里应外合，共利蕴遏之湿热，齐通瘀阻之胞脉，使冲任通盛而精遇有孕也。

（2）治带防治不孕，结合局部治疗：带下病往往是由于脾、肾、肝等功能失调，湿邪从内而生，湿邪损伤任带，使任脉不固，带下失约而发病；亦有湿热、毒、虫邪从下阴直犯胞宫、任、带者，导致女性生殖系统炎症，可归属于带下病范围，是仅次于月经病的常见病。由于生殖道的炎症足以导致不孕，因此调治带下病是防治不孕的重要措施。因此，我们对顽固性宫颈糜烂者，除了口服中药汤剂外，结合局部治疗病损宫颈，促进局部组织的再生，内外同治，减少或消除炎性阴道分泌物，取得满意的效果。近几年来骆春从两种治疗其他溃疡、烫伤性病症的中成药制剂（西瓜霜和康复新液）的药物组成和功效中得到启示，根据中医"异病同治"的原则，突破传统，发扬创新，喷敷于病损宫颈，疗效可喜。特别是对未孕育患者具有操作简便、无创伤、低价格、疗效佳的优势。

骆氏妇科治疗不孕不育症的临床经验

一、输卵管炎性不孕症

1. 概述

输卵管炎性不孕症多因盆腔慢性炎症导致输卵管粘连、积水、僵硬、扭曲或闭塞，使输卵管丧失其传送精子、卵子及受精卵的功能，或造成精卵结合障碍而发为不孕症。中医古籍中虽然没有"输卵管炎性不孕症"这一病名，但有许多关于子宫、输卵管的描述。提及女性生殖系统解剖的有《格致余论》云："阴阳交媾，胎孕乃凝所藏之处，名曰子宫，一系在下，上有两歧，一达于左，一达于右"。《素问·奇病论》曰"胞络者系于肾"。古籍条文中所谓"两歧""胞络"对应的就是现代解剖学的输卵管。从症状的描述上，"输卵管炎性不孕症"可对应见于"无子""全不产""断绪""带下病""妇人腹痛""癥瘕"等篇章。

据 WHO 统计，各国不孕症的发生率一般在 5% ～ 15%，其中输卵管阻塞性疾病所致的不孕约占女性不孕症的 30%[2]。输卵管阻塞为女性不孕的常见因素，且存在逐年上升的趋势。导致输卵管阻塞的病因有很多，包括先天性因素（如输卵管先天发育异常）和后天性因素（如输卵管炎症、结核、子宫内膜异位、手术后损伤粘连等），其中输卵管炎症是首要致病因素。随着人类现代社会生活方式的改变，性传播疾病及妇女宫腔操作机会增多，容易引起生殖道局部感染与损伤，从而增加了病原体经生殖道上行至盆腔感染的机会。盆腔感染累及输卵管时会引起输卵管黏膜炎，重者引起输卵管黏膜粘连，导致输卵管管腔狭窄和闭塞，影响自然受孕。国内外研究证实，沙眼衣原体、解脲支原体是引起盆腔感染导致不孕的重要病原体。沙眼衣原体及解脲支原体感染病情隐匿，常常无明显临床症状，容易被患者忽视而未能及时诊疗，导致感染传播和反复迁延至慢性感染，最终造成输卵管炎性不孕。

其次子宫内膜异位病灶内出血和纤维化使输卵管扭曲、变形或闭塞或蠕动减弱，并造成输卵管、卵巢与周围组织粘连，影响卵子的排出、摄取及孕卵运行，从而影响受孕。异位病灶造成的盆腔体液和细胞免疫因素的改变，也影响输卵管的生理功能。子宫内膜异位患者中不孕率远高于正常妇女，可达 30% ～ 50%。

综合既往的文献研究及多年临床经验，我们认为在"输卵管炎性不孕症"这一疾病的发展过程中，输卵管梗阻实际上是多种致病因素引起的并发症。基于输卵管炎性不孕症病因病机的复杂情况，其临床治疗方法也丰富多样，各有优劣。目前临床主要的治疗方法包括抗炎治疗、宫腔加压通液治疗、内窥镜治疗、辅助生殖技术、介入再通治疗及中医药治疗等。单纯抗炎治疗或宫腔加压通液治疗对于炎症粘连或瘢痕形成的输卵管闭塞难以取得满意的效果。腹腔镜、宫腔镜等内窥镜治疗能较好地恢复输卵管的形态，但存在风险高、技术复杂、费用昂贵等不足，而且在术后输卵管功能恢复方面疗效不确切。辅助生育技术可以提高宫内妊娠率，但是操作难度大、费用高，且成功率较低，存在多胎妊娠或卵巢过度刺激征等并发症。介入再通术操作方便、创伤小、价格便宜且再通成功率高，但由于盆腔感染的持续存在，再通的输卵管会再次闭塞，以致影响正常受孕，减低了治疗后的宫内妊娠率。这是输卵管炎性不孕症治疗上亟需解决的重大难题。

在继承传统中医古代名家辨证理论精髓的基础上，现代中医各家融合输卵管炎性不孕症的现代研究成果，将辨证与辨病相结合，总结了独到的理论见解和丰富的临床经验。中医药综合治疗输卵管炎性不孕症相对安全、有效，费用相对低廉，能减少手术给患者带来的痛苦，且愈后在无再次感染及手术创伤的情况下复发率几乎为零，从而减轻了患者的心理负担，减少了患者愈后心因性不孕的因素产生。

2. 病因病机

中医无本病名，因它最终导致不孕，故属"不孕"范畴。从症状、体征、辅助检查，结合病史分析，本病因情志抑郁，肝失条达，疏泄失常，气机不利致胞脉瘀阻；或因房室纵欲，频繁人流，腹部手术等致血不归经而瘀血内停；或因经期，手术不洁，湿热之邪入侵、与瘀血搏结而使胞脉阻滞；或脾肾阳虚，清浊升降失司，痰浊水湿，占据血室致痰瘀互结于冲任胞脉而形成不孕。其中血瘀是其主要病机，病位在胞脉。据骆氏妇科长期临床经验，将本病中医证型主要归纳为以下 3 类。①寒凝瘀痰互结型：小腹胀痛有冷感，腰骶酸胀或冷痛不适，带下量多，色白质稀；或伴形寒肢冷，经期腹痛加重；或见月经延后、量少、色紫暗，舌质淡暗，苔白厚或滑腻，脉沉弦或弦紧。②湿热瘀结型：小腹胀痛或刺痛，痛处固定，腰骶胀痛，带下量多、色黄味臭；或伴神疲乏力或四肢倦重，经期腹痛加重，月经量多或伴经期延长；或见阴道不规则出血，小便黄，大便干燥或溏而不爽，舌质红或暗红，见边尖瘀点或瘀斑，苔黄腻或白腻，脉弦滑或弦涩。③肾虚血瘀型：小腹坠胀疼痛，腰脊酸痛，膝软乏力，白带量多质稀，或头晕耳鸣，或月经后期、量少，舌黯，脉弦细或沉弦。

3. 诊疗思路

骆氏中医妇科在治疗输卵管炎性不孕症方面经验独到，重视瘀血理论与血液循环障碍的病因病理学说相结合，尤其以湿热瘀结为主的输卵管阻塞、慢性盆腔炎、盆腔积液，不仅用清热利湿解毒法来控制炎症，而且还加入活血化瘀、化痰软坚、虫类通络之品，重建其生理功能。骆氏从祛邪、扶正两个角度治疗输卵管炎性不孕症。祛邪注重运用化痰破瘀软坚之法，善用虫类灵动通络之品；扶正重视补肾益气，攻补兼施之法，以达行其瘀、通其络之目的。

（1）内外同治，相辅相成

骆氏妇科采用中药内服（骆氏松达汤加减：黄芪、当归、丹参、川芎、地龙、夏枯草、皂角刺、冰球子、穿山甲、蜈蚣、甘草、红枣）联合外治法（骆氏腹敷方腹部穴位敷贴离子导入）治疗本病。利用中药的四气五味的特性拟定骆氏 I（寒凝瘀痰互结型）、II（湿热瘀结型）、III（肾虚血瘀型）号腹部敷贴方，并通过中药离子导入仪作用于神阙、气海、关元、阿是穴及八髎穴等，将有效成分离子透过穴位、皮肤、黏膜导入人体，使药物直达病所。发挥"从外治内，内外同治"的作用。研究表明，通过局部用药使药物渗入和穿透直达病处，治疗局部炎症，并通过促进胞宫及胞脉的血液循环，改善组织血供，利于炎症吸收和粘连松解，改善和恢复输卵管生理功能，从而增加受孕概率。

（2）痰瘀同治

骆氏认为，因"津血同源"，痰饮与瘀血则是津、血不归正化的病理产物，痰和瘀在病理上关系密切，常由痰生瘀或由瘀生痰，痰瘀互结，互为因果。本病须痰瘀同治，故在处方中以当归、丹参、川芎活血的同时，加用山慈姑、夏枯草、皂角刺等化痰软坚散结之品以助化瘀之力。这是骆氏妇科"津血同源，痰瘀同治"学术思想的临床具体应用。

（3）重用活血化瘀及虫类灵动通络之品

根据清代名医叶天士"久病入络"学说，结合临床经验总结，骆氏认为，本病乃为胞脉瘀阻之证，病久致瘀，宿邪难攻，故必重用活血化瘀之品，善用虫类灵动之药。方中重用活血行气化瘀散结之当归、丹参、川芎、莪术、三棱，及穿山甲、蜈蚣、地龙等虫类灵动走窜通络药物。《衷中参西录》中描述道："穿山甲，味淡性平，气腥而窜，其走窜之性，无微不至，故能宣通脏腑，贯彻经络，透达关窍，凡血凝血聚之病皆能开之。""蜈蚣，走窜之力最速，内而脏腑，外而经络，凡血凝血聚之处皆能开之"。现代药理研究证明，活血化瘀中药能改善盆腔局部的血液循环和组织营养，促进炎性病灶的吸收，有利于输卵管及其周围组织粘连的松解，还能改善输卵管管腔的纤维化，促进损伤内膜的再生，提高输卵管运送卵子和精子的功能，同时还能改善受精环境，增加子宫对孕卵的容受性，从而提高临床妊娠率[4]。

（4）扶正祛邪，标本兼顾

输卵管炎性不孕症，病程大多较长，因"久病必虚，久病多虚"，故往往虚实夹杂。骆氏认为，治疗输卵管炎性疾病，必求其本，宗其"宿邪缓攻"之旨。故立法处方，整体考虑，综合分析，标本兼顾，注重正气。骆氏松达汤以活血化瘀通络之品为主药，方中使用黄芪，一则取其补中益气固护正气之效，二则根据"气行则血行，气为血之帅"的理论，意在补气以行气，有利于瘀血积聚之消散。全方以达祛其邪，扶其正，标本兼治的目的。

4. 典型医案

病案一：周某，33 岁，1999 年 8 月 29 日初诊。

患者结婚两年半未孕，以往月经期尚准，偶有后期而至，经前一周余乳房胀痛明显，经行量中，时感经行不爽，经色深红，少许血块，少腹胀而不适，5 ～ 6 天净。末次月经 8 月 13 日，三月前曾于市三级专科医院作子宫、输卵管造影（HSG）检查显示：双侧输卵管通而极不畅。B 超显示：右侧附件囊肿可能。来诊时仅感轻度乳胀，舌质淡红，苔薄，脉弦细。证属肝郁气滞，痰气互结，瘀阻胞脉，两精难遇而不孕。治宜疏肝理气，化痰破瘀，软坚散结通络。

自拟方：柴胡 6g，郁金 12g，川楝子 10g，橘叶 10g，炒当归 10g，三七粉 2g（吞服），三棱 10g，莪术 10g，穿山甲粉 6g（吞服），地龙 10g，夏枯草 15g，冰球子 10g，皂角刺 15g，炙甘草 6g。7 剂。

另：大黄䗪虫丸 3g，每日 2 次用温水吞服；骆氏腹敷 I 号方，每周 2 次，每次 25 分钟。

9 月 6 日二诊：用药 7 剂后复诊，诉本月经前乳房胀痛明显减轻，余无其他不适，前方加入鹿角片 9g（先煎），益母草 15g 续服，10 剂。

9 月 19 日三诊：9 月 13 日经行，量中，经行尚畅，色深红，质稠黏，有少许膜样组织排出，无小腹胀痛，五天经净，现无不适。继以原基本方随症加减，调治五月半。2000 年 2 月 13 日月经后未作 HSG 复查，因避孕失败而停经，尿 HCG 阳性。孕四旬余作 B 超显示：宫内早孕（排除宫外孕），并予以中药补肾健脾安胎至孕 3 月，同年 11 月 18 日剖宫术产一健康男婴。

按语：输卵管阻塞一证，因其病因不一，我们应病证结合，治病求本。本案主要由肝郁气滞，痰气互结，阻滞气血运行不畅，以致瘀血内停，痰瘀交阻于胞脉，精卵不遇而致不孕。血瘀痰阻是其主要病机，病位在胞脉。《女科经论》指出："夫痃癖症瘕，不外气之所聚，血之所凝，故治法不过破血行气。"故方用柴胡、郁金、川楝子、橘叶疏肝理气，三棱与三七、穿山甲、地龙均入厥阴经，三棱破血祛瘀作用较强，又有行气止痛作用，三七散瘀止血、活血定痛，具有双向调节作用，能行能守能攻能补，止血而不留瘀，活血无出血之虞，与三棱、莪术结伴而用，既能增强活血破瘀之功，又不至于破瘀太过，耗伤气血；穿山甲活血祛瘀攻坚散结，与地龙干同用共奏活血通络攻坚散结之效。大黄䗪虫丸其䗪虫、水蛭、虻虫、蛴螬逐瘀消坚，破瘀通络；桃仁、干漆、大黄攻瘀荡邪；黄芩、杏仁清热滑利；地黄、白芍滋血和营养阴，甘草解毒调和诸药，全方具有逐积消坚，祛瘀生新之效，更达"宿邪缓攻"之计，"标本兼顾"之意。

病案二：陆某，女，36岁，1999年2月12日初诊。

患者结婚九年未孕，形体颇丰，月经稀发，2～3个月一行，经水量偏少，色深红，质稠黏，3～4天净。平素带下绵绵，质黏，无明显气秽，神疲乏力。曾于市专科医院诊治，HSG诊断：双侧输卵管阻塞并给予输卵管通液治疗3～4次未效。经人介绍，来诊求治。末次月经1998年12月23日，经行情况如前述。现带下色白，量中质黏，余无特殊，舌质淡胖，苔白微腻，脉弦带滑。尿HCG阴性。

证属：脾肾阳虚，痰瘀互结冲任胞脉。

治宜：健脾补肾调冲，化痰破瘀软坚通络。

自拟方：党参15g，生黄芪15g，苍白术各10g，制香附10g，陈胆星12g，姜半夏10g，茯苓12g，菟丝子10g，鹿角片9g（先煎），当归10g，炒川芎9g，元红花5g，穿山甲粉6g（吞服），蜈蚣2条，地龙干10g，京三棱10g，蓬莪术10g。7剂。

另：大黄䗪虫丸，每次3g，每天2次；骆氏腹敷Ⅲ号方，每周2次，每次25分钟。

1999年2月18日二诊：带下已少，感小腹微胀，余无不适，尿HCG阴性。舌质淡红，苔薄微腻，脉弦滑。因经期已近，治宜加重活血通经，化痰软坚之品。

自拟方：苍白术各10g，制香附10g，陈胆星12g，姜半夏10g，茯苓12g，当归10g，炒川芎9g，元红花5g，益母草30g，留行子30g，海藻12g，昆布12g，皂角刺10g，地龙10g，京三棱10g，蓬莪术10g，穿山甲粉6g（吞服），蜈蚣2条。7剂。

另：骆氏腹敷Ⅰ号方，每周2次，每次25分钟。

1999年2月25日三诊：患者诉服药3剂见月经来潮，量较前增多，色深红，夹小血块，无腹痛，现经量已少将净。

笔者根据月经周期的演变与辨证、辨病相结合进行调治，次月月经周期即正常，经中药治疗近1年。复查HSG显示双侧输卵管通畅，嘱患者停止避孕，相隔2月，末次月经2000年1月7日后受孕。2000年10月10日剖宫术顺利产下一健康女婴，体重3.3kg。

按语：在不孕症之中，输卵管炎性不孕已成为不孕原因的首位。我们骆氏妇科结合"病"的特点，研究"证"的变化，立法处方，从"瘀"从"痰"论治，重用活血化瘀之品合化痰软坚之药，病证结合，标本兼顾，以达行其瘀，通其络，助其孕之目的。本例患者素体脾肾阳虚、痰湿内阻、正气不足、本虚标实，日久气血瘀滞，痹阻胞络，故用党参、黄芪、苍白术、茯苓、菟丝子、鹿角片健脾补肾；当归、红花、川芎、三棱、莪术等活血化瘀，地龙、穿山甲、蜈蚣虫类药物通络搜剔，胆南星、半夏软坚散结，黄芪、制香附益气行气之味，活血化瘀疏气有利于气血畅行。气血流畅，瘀化痛蠲，符合"通则不痛"之意。骆氏根据其月经周期调经法在上方做适当调整，用意调经与通管同治，分清主次随症斟酌，病祛经调，任通冲盛始能受孕。

病案三：薛某，女，28岁，已婚，初诊日期：2004年4月10日。

患者结婚5年未孕，月经先期1周余，经水量中，色红，夹血块，两少腹胀痛为甚，4～5天净。屡治未孕。2004年3月外院HSG：双输卵管阻塞，伞端粘连。B超提示：右卵巢旁混合性囊块，巧克力囊肿可能，左侧附件未见明显异常。来诊后测：CA-125：56.3U/mL（偏高），EMAb：阳性，ASAb：阳性。平素易乏力，纳可，寐安，二便畅，舌质暗红，苔薄，脉细涩。

证属：痰瘀互结，风邪内扰。

治宜：活血化瘀化痰通络，疏风消抗。

给予骆氏松达汤加减：当归10g，生黄芪15g，柴胡6g，夏枯草30g，海藻12g，海带12g，冰球子10g，穿山甲粉（吞服）6g，地龙10g，血竭3g，生山楂12g，皂角刺15g，徐长卿30g，炒延胡索12g，京三棱10g，三七粉（吞服）3g，红枣20g。

并根据月经周期变化而作阴阳气血的调节。经中药治疗后月经期准，量中色红，少腹胀痛消失。用药3个月后复查血液CA-125：25.7U/mL（降至正常），EMAb及ASAb均转阴。2004年9月13日复查HSG：子宫腔充盈完整，未见明显异常。双输卵管呈线状充盈，形态柔软，自然，双侧造影剂弥散性较好。双输卵管通畅。2004年12月12日末次月经后受孕。2005年9月13日足月剖宫术产一健康女婴，体重3.45kg。

按语：本病案为输卵管阻塞性不孕合并卵巢EMT，同时伴有EMAb及AsAb阳性，病位在胞脉胞络，骆氏认为，治疗输卵管炎性不孕，必求其本，宗其"宿邪缓攻"之旨。重用活血化瘀之品，必用虫类灵动之药，并主张辨病与辨证相结合，攻补兼施，标本兼顾之法，以达行其瘀，通其络之目的，擅用大黄蟅虫丸、三棱与三七配对巧用，以达"宿邪缓攻""标本兼顾"之意。

方中当归、黄芪具有免疫的双向调节作用；徐长卿既入血分，又有祛风解毒、活血化瘀作用，具有广泛的抗免疫作用；三棱与三七、山甲、地龙均入厥阴经，三棱破血祛瘀作用较强，又有行气止痛作用，三七散瘀止血活血定痛，具有双向调节作用，能行能守能攻能补，止血而不留瘀，活血无出血之虞。二药结对同用，既能增强活血破瘀之功，又不至于破瘀太过，耗伤气血。穿山甲活血祛瘀攻坚散结，与地龙干同用，共奏活血通络、攻坚散结之效。

病案四：张某，27岁，2015年4月初诊。

患者结婚两年未孕，月经欠规律，30～50日一至，经水量中，色红，夹血块，两少腹隐隐胀痛，4～5天净。男方精液常规正常范围。2014年5月外院HSG：双输卵管通而极不畅，次月该院行双侧输卵管SSG术，术后诊断：双输卵管通畅。术后予以西药促排治疗半年，有优势卵泡且排出，仍未受孕，遂慕名前来诊治。查AsAb、EMAb、ACA、ANA、AOAb均为阴性，TORCH全套：正常，衣原体、支原体、淋球菌培养：阴性。患者来诊时已行输卵管SSG术一年，考虑输卵管再次阻塞的可能性大，嘱患者再次行HSG示：双输卵管通而极不畅。给予骆氏松达汤加减：生黄芪15g，当归10g，丹参30g，川芎9g，石见穿30g，路路通12g，皂角刺15g，冰球子10g，地龙10g，穿山甲6g（吞服），蜈蚣2条，菟丝子10g，紫石英（先煎）30g，石楠叶12g，石菖蒲12g，并根据月经周期变化而做阴阳气血的调节，并予以骆氏腹敷Ⅲ号方，每周2～3次，经治疗三月后月经期准，量中色红，少腹胀痛消失。2016年3月本院复查HSG示：双输卵管通畅。并于2016年5月末次月经后受孕，停经40余天做B超提示：宫内早孕。随访患者顺产一健康女婴。

按语： 本病案为输卵管阻塞行再通术后引起的输卵管再次阻塞造成的不孕症，加之患者月经时有愆期，当属肾虚痰瘀阻滞胞脉，治宜补肾化瘀消痰通络。方中重用活血化瘀通络之品，辅以补肾调经之品。内外同治，攻补兼施，经调络通，得以种子。

病案五： 钟某，女，31岁，2013年7月5日初诊。

患者LMP：2013年4月24日，6月6日松江妇保医院门诊测尿HCG：阳性，6月10日因右下腹疼痛伴阴道出血于松江妇保急诊查阴超：①宫腔内未见明显孕囊；②右卵巢旁见中低回声47mm×23mm×21mm；③盆腔积液23mm×49mm。血β-HCG315.8IU/L，拟"异位妊娠"收入住院，并完善相关检查，予以MTX肌注2次，复查血β-HCG持续下降。7月5日复查血β-HCG52 IU/L，B超：①右卵巢旁见中等回声54mm×36mm×23mm，边际尚清内部血流短条状；②盆腔积液28mm×50mm。遂至我科要求会诊，该患者既往月经正常，有2次人流史。现仍有少量咖啡色阴血，偶有小腹隐痛及腰酸，舌质偏红，苔薄腻，脉细小弦滑。

证属：胎瘀阻滞胞络。

治宜：活血化瘀，杀胚驱浊通络。

异孕方：柴胡 6g，郁金 9g，当归 10g，丹参 30g，川芎 9g，薏苡仁 30g，生蒲黄（包煎）10g，五灵脂 10g，水蛭 3g，土鳖虫 6g，三棱 9g，莪术 9g，穿山甲粉（吞服）6g。加川楝子 10g，延胡索 12g，路路通 10g，石见穿 30g。

配合大黄䗪虫丸口服，并予以骆氏腹敷Ⅰ号方腹部穴位敷贴加中药离子导入治疗。

7 月 12 日二诊：药后阴血稍有增多，夹血块，偶有小腹隐痛腰酸，7 月 8 日松江妇保复查血 β –HCG：49.98 IU/L，上方加夏枯草 30g，冰球子 10g。7 剂续服。

7 月 19 日三诊：阴血 18 日止，现无腹痛，偶有腰酸，7 月 15 日松妇保复查血 β –HCG：13.25 IU/L，阴超：①内膜 5mm；② ROV 囊性结构 58×41×62mm，紧贴 ROV 混合块 34×14×35mm；③盆腔积液 34×59mm。予以骆氏松达汤加川楝子 10g，留行子 30g，石见穿 30g，路路通 9g，三棱 9g，莪术 9g，14 剂。配合大黄䗪虫丸口服，并予以骆氏腹敷Ⅰ号方腹部穴位敷贴加中药离子导入治疗。

8 月 2 日四诊：7 月 29 日松江妇保检查血 β –HCG：4.36 IU/L，阴超：①内膜 10mm；② ROV 无回声区 56mm×52mm×39mm，紧贴 ROV 混合块 27mm×26mm×16mm。现无明显不适，予以骆氏松达汤加川楝子 10g，留行子 30g，石见穿 30g，路路通 9g，三棱 9g，莪术 9g，红花 5g，益母草 30g。14 剂。

8 月 16 日五诊：药后 8 月 15 日转经，时值第二天经水量中，色红夹血块，伴小腹隐痛腰酸，予以骆氏松达汤去生黄芪 15g，加川楝子 10g，留行子 30g，石见穿 30g，路路通 9g，益母草 30g。7 剂。

此后根据月经周期予以骆氏松达汤随证加减配合大黄䗪虫丸口服及骆氏腹敷治疗，2013 年 10 月 31 日经净后本院复查阴超：①内膜 5mm；②双侧附件未见异常。续以前法治疗，12 月 3 日松江妇保检查 HSG 示：①右侧输卵管通而稍欠畅；②左侧输卵管通畅。随访患者于 2014 年 5 月末次月经后受孕，已育一子。

按语：随着现代社会生活方式的改变，妇女宫腔操作机会增多，容易引起生殖道局部感染与损伤，从而增加了病原体经生殖道上行至盆腔感染的机会。盆腔感染累及输卵管时会引起输卵管黏膜炎，重者引起输卵管黏膜粘连，导致输卵管管腔狭窄和闭塞，进而导致异位妊娠的发生。骆氏中医妇科与松江妇幼保健医院合作多年，中西医结合治疗明显提高了异位妊娠患者保守治疗的成功率，免除了患者的手术之苦，更能为此后输卵管复通的治疗打下基础。待异位妊娠包块消失后，采用中药口服结合骆氏腹敷内外同治，疗效显著。中医药综合治疗输卵管炎性不孕症相对安全、有效，能减少手术给患者带来的痛苦，且愈后在无再次感染及手术创伤的情况下复发率几乎为零，从而减轻了患者的心理负担，减少了患者愈后心因性不孕的因素产生。

参考文献

［1］张玉珍.中医妇科学［M］.北京：中国中医药出版社，2002.

［2］和平，彭雪.中西医结合治疗输卵管阻塞性疾病的临床研究［J］.云南中医中药杂志，2005，26（3）：40-41.

［3］Bulletti C，Coccia ME，Battistoni S，et al. Endometriosis and infertility［J］. J Assist Reprodgenet，2010，27（8）：441-447.

［4］徐仙，张莉，张翠霞.中药综合治疗输卵管阻塞性不孕39例［J］.陕西中医，1999，20（5）：210.

二、免疫性不孕不育症

1. 概述

免疫性不孕不育是指患者排卵及生殖道功能正常，无致病因素发现，配偶精液常规检查在正常范围，由生殖系统抗原的同种免疫或自身免疫引起常见病和多发病之一，占各种原因不孕不育症的 20%～40%。该病的种类很多，但多是由于生殖系统抗原的自身免疫或同种免疫引起。精子、精浆、透明带和卵巢这些生殖系统抗原在特定的情况下均可产生自身免疫或同种免疫，产生相应的抗体，阻碍精子与卵子的结合导致不孕不育症。

自 60 年前 Rumke 研究发现部分不孕症患者的血清中存在着抗精子抗体，免疫性不孕便引起了人们广泛关注，随着生殖免疫学的发展，相关抗体相继被研究发现：抗精子抗体（ASAb）、抗子宫内膜抗体（EMAb）、抗卵巢抗体（AOAb）、抗心磷脂抗体（ACA）、抗透明带抗体（AZPAb）、抗滋养层抗体（ATAb）、抗核抗体（ANA）及封闭抗体等。随着研究的进一步深入，专家们发现免疫抗体通过不同的免疫机制影响受孕的不同环节而引起不孕或不育：ASAb 可使精子活力下降、不易穿透宫颈黏液，干扰精子的获能与顶替反应，阻碍精子和卵子的结合，活化巨噬细胞，破坏配子胚胎而引起早期流产；EMAb 干扰和妨碍受精卵的着床和胚囊的发育，造成不孕及早期流产；AOAb 影响卵泡的发育、卵巢的排卵功能和胚胎的着床；ACA 可使血管内皮损伤、血管收缩、影响胎盘的供血及供氧导致流产；AZPAb 可阻止精子对卵细胞的附着与穿透，透明带自身抗体可引起母胎免疫识别过度，主要为自身免疫异常，增加了母体对胎儿—胎盘的免疫损伤作用加速了对胚胎的免疫排斥反应，加之 AZPAb 对含透明带的孕卵产生直接损伤作用，使孕卵即使着床也因前期的损伤作用而不能正常发育；滋养层具有特殊的免疫特性，在整个孕期为胎儿提供特殊的植入保护，ATAb 活化巨噬细胞对配子及胚胎产生毒性作用，造成胎盘组织和功能的改变，最终导致流产的发生[6]；ANA 可穿透细胞膜，产生抗体介导的细胞毒作用，影响卵母细胞成熟和胚胎细胞分裂，使得胚胎发育和质量降低，并且妊娠率和着床率降低；封闭抗体与表达于滋养层细胞的滋养细胞淋巴细胞交叉反应（TLX）抗原相结合，使胚胎免受母体杀伤性 T 细胞的攻击，如果妊娠时母体缺乏足够的保护性抗体（封闭抗体），以致引起母体对胎儿的排斥而造成流产。

中医"免疫"一词的原始字意是"免除疫疠（即传染病）"，首见于明代医书的《免疫类方》，疫：疫疠之鬼，民皆疾也。对传染病的描述，在两千多年前的《黄帝内经》中已有论述："五疫之至，皆相染易，无问大小，症状相似"。中医学有关免疫的思想与传染病的发生、发展有密切关系。中医学认为，相当于人体正常功能的"正气"是针对导致疾病的"邪气"而言的。"正气存内，邪不可干"。正气是指对疾病的抵抗能力，也即机体的免疫防御功能。

中医自古并无"免疫性不孕"之名，可将其归属于"不孕症""无子"疾病之范畴，但骆益君老先生认为，在临床上中医治愈过许许多多的不明原因的不孕不育症患者，其中肯定有不少是属于免疫性的不孕，只是局限于当时的医学科技水平不能进行检测，故不得而知。早在 20 世纪 90 年代骆益君老先生就运用中医辨证论治的方法，成功治愈了两位免疫性不孕的患者，使他们喜得贵子。此后，骆氏妇科开始对免疫性不孕不育症患者进行观察研究，在松江率先对不孕不育症患者进行临床实验室检测，同时积累了独特的理论和丰富的临床经验。

2. 病因病机

骆氏认识到免疫抗体中任何一项阳性者，均可对孕育过程中的不同环节产生不利的影响，以致不孕或流产。骆氏经多年临床经验总结认为免疫性不孕既有局部的湿热血瘀风毒原因，又有整体的肾脾肝、阴阳气血失调的因素。当属本虚标实之证。

（1）肾与免疫性不孕：《素问·上古天真论》曰："女子七岁，肾气盛，齿更，发长；二七而天癸至，任脉通，太冲脉盛，月事以时下，故有子。"《傅青主女科》言："妇人受妊，本于肾气旺也，肾旺是以摄精。"不孕的发生与肾的功能密切相关。肾为先天之本，主藏精，精化髓，髓充骨，人体的免疫细胞均起源于骨髓，骨髓是免疫系统的中枢免疫器官，在免疫应答及免疫调节过程中起着重要作用，所以肾与免疫密切相关，故免疫性不孕症主要责之于肾。现代中药药理学研究表明，补肾类中药具有调节免疫平衡的作用，既可提高已被减弱的免疫稳定功能，又可消除有害的自身或同种免疫反应；同时具有内分泌激素样作用，能够使下丘脑－垂体－卵巢轴的调节功能得以改善，具有调经、促排卵、助孕及促进早期胚胎发育的作用。

（2）脾与免疫性不孕：《景岳全书·妇人规》云："妇人所重在血，血能构精，胎孕乃成。"脾胃为后天之本，气血生化之源，主运化水谷精微，滋养脏腑经脉及先天之精。《黄帝内经》又言"卫者水谷之悍气"，卫气源于脾胃，运行脉外，起到防御作用，与现代医学人体免疫密切相关，故有"脾为之卫"之说。阴虚及阳或素体脾肾不足，阳气偏虚，气化欠利，抗力减弱，不能温煦暖宫，冲任胞宫失调，两"精"不能相搏而难以成孕。临床中部分中枢免疫器官骨髓、胸腺及外周免疫器官淋巴结、脾脏及其他淋巴组织的重量减轻、实质萎缩、骨髓细胞增殖、分化和造血功能减弱等免疫力降低的临床表现与中医脾虚证候基本吻合。

（3）肝与免疫性不孕：《景岳全书·妇人规》云："产育由于气血，血由于情怀，情怀不畅则冲任不充，冲任不充则胎孕不受。"肝脏体阴而用阳，藏血，主疏泄，性喜条达而恶抑郁。肝主情志，肝疏泄有度则气机条畅，气血调和，则心情舒畅，情志活动正常；肝失疏泄，气机不畅则心情抑郁或急躁易怒。从免疫角度看，一切抗过敏、抗过分动态反应，不仅与肾阴有关，而且与肝阴更为关系密切与重要。肝体阴而用阳，是阴脏中的阳脏，内寄相火，最易活动，一旦阴阳失去相对平衡，阴虚阳亢，致使肝风内动，生风化热，可使免疫功能亢进。所以骆氏认为免疫抗体阳性患者与血中有风毒有一定关系。《明堂五脏论》云"肝者，干也"，"干"即相卫之意；《素问》云"肝者，将军之官"，旨在强调肝具御外之功。调肝方药如逍遥散能改善患者神经、内分泌、免疫等许多相关指标的变化，提高人体免疫力。

（4）湿热瘀结与免疫性不孕：《傅青主女科》中所述："肥胖不孕是湿盛之故，湿盛者多肥胖，肥胖者多气虚，气虚者多痰涎。且肥胖之妇，其肉必满，遮隔子宫，不能受精此必然之势也。况又加水湿之盛，以亦遂化精成水，又何能成妊哉？"素体脾虚，水湿不化，湿性趋下，下注胞宫，郁久化热，或素体虚弱，摄生不慎，如经行、产后卫生不洁等，湿热之邪趁虚而入，阻于冲任胞宫，湿性重浊黏腻，能影响精子的活动力，使精子产生凝集；热邪耗伤阴液，使精稠易凝；

因此，湿热之邪阻滞，导致不能摄精成孕而致不孕。

在正常的机体中，具有种种保护机制，以避免其与抗原物质接触。但由于损伤、感染等因素破坏了正常机体的保护机制，就有可能引发机体免疫系统产生免疫应答反应。

又如感染损伤等湿热瘀结等局部因素使抗精子抗原通过被破损的生殖道粘膜上皮屏障与机体的免疫系统接触产生抗精子抗本（AsAb）；感染损伤可使局部组织的非特异性免疫反应加强，或者使具有免疫作用的细胞游移进入生殖道，与精子抗原接触后产生 AsAb，影响精卵结合，阻碍受精卵的着床，从而导致不孕。

3. 诊疗思路

在临床上，骆氏认为本病以虚为主，多系肝脾肾三脏，夹血瘀、湿热、风毒等病理产物。肝脾肾虚，先天不足，后天失养，精血乏源，精卵生成障碍；脏腑功能失调或摄生不慎，湿热、瘀血、风毒等病理产物内生，阻滞胞宫胞脉，氤氲之时，男女媾精，致精卵不能顺利结合，而致不孕，或者深入子宫胞络，精卵结合后，将影响胚胎发育。故治疗上骆氏对不孕不育症患者首先对其进行辨证分型、证病结合，运用补肾、调肝、健脾、利湿化瘀配合祛风抑抗法论治，处方用药上把握好扶正与祛邪、标本主次缓急的关系，加上特异性调整免疫功能的有效中药，从而提高了减弱的免疫功能，消除有害的超敏反应。

根据有关资料报道：滋阴凉血的生地、白芍、旱莲草、龟甲，可抑制免疫功能亢进，对抗变态反应性病变，减轻或消除免疫抑制剂治疗所引起的副作用；山萸肉及上述药物既能增强免疫，也能抑制免疫；丹皮、丹参活血化瘀，具有抗炎作用，减少炎症渗出，促进吸收并具有抑制细胞和体液免疫的作用；黄芩清热解毒，既具有免疫功能的双向调节作用，又可提高淋转率及增强白细胞的吞噬功能；徐长卿既入血分，又有祛风解毒、活血化瘀作用，具有广泛的抗免疫作用；僵蚕味咸辛，归肝肺经，息风止痉，祛风止痛，化痰散结，与徐长卿相配，增加其祛血中风毒之力。另据研究表明：当归、黄芪具有免疫的双向调节作用；肉桂、淫羊藿、菟丝子促进抗体形成或提前形成；红花、川芎、白芍等均有抗炎作用，改善血液流变性，可提高人体淋转率，增强细胞免疫。清热解毒药亦有报告能抑制免疫反应，活血化瘀药对体液免疫和细胞免疫均有一定的抑制作用。

骆氏在辨证辨病中，结合患者的免疫状态，将其分为三型，即肝肾阴虚型、脾肾阳虚型、湿热夹瘀型。对肝肾阴虚火旺为主的患者，拟定选用以生地、枸杞子、女贞子、制黄精等滋阴凉血为主的滋养肝肾抑抗汤来抑制免疫功能亢进。对脾肾阳虚的免疫功能低下患者，则拟定选用生黄芪、菟丝子、淫羊藿等健脾补肾的温阳脾肾调抗汤，促进调节机体的免疫功能。对湿热蕴遏瘀血阻滞的患者，宜选用能促进炎症吸收、改善血液流变性的药物，如黄柏、马鞭草、当归、丹皮、黄芩等清热解毒、利湿、活血化瘀为合的利湿化瘀消抗汤进行免疫功能的双向调节。

肝肾阴虚型：可见月经多先期，经量偏少或多，经色红或暗红黏稠，腰腿酸软，口干咽燥，或头晕心悸，五心烦热。舌质红，苔少，脉细数或带弦。拟予滋养肝肾抑抗汤：知母 10g，黄柏 10g，生地黄 12g，枸杞子 15g，怀山药 12g，女贞子 15g，制黄精 15g，炒当归 10g，元参 10g，僵蚕 15g，徐长卿 30g，生甘草 6g。

兼有胸闷烦躁，乳房胀痛等肝郁化火者加柴胡 6g，黄芩 9g，山栀 10g。

兼有带下色黄，湿热甚者加茵陈 15g，薏苡仁 30g。

本方于月经干净后开始服用，至排卵前可加入桑寄生 12g，菟丝子 10g，淫羊藿 12g 续服。

脾肾阳虚型：月经多后期，经色偏淡或量少，腰膝酸软，头晕耳鸣或神疲乏力，大便不实，小溲清长或频数，四肢不温，舌质淡红或边有齿痕，脉细或细软。拟予温阳脾肾调抗汤：党参 15g，生黄芪 20g，炒白术 10g，炒白芍 10g，广木香 6 g，怀山药 12 g，菟丝子 10g，淫羊藿 10g，炒当归 10g，制黄精 15g，丹参 15g，僵蚕 15g，徐长卿 30g，炙甘草 6g。

兼夹痰浊者加胆南星 10g，冰球子 12g。

如小腹冷痛，大便稀薄等虚寒甚者加肉桂（后入）6g，补骨脂 12g。

如腰膝酸冷，小便清长，夜尿频数等肾阳失固者加益智仁 10g，桑螵蛸 12g。

本方着重在经间期和经前期服用。

湿热夹瘀型：经期尚准或先后不定，经色红，时夹血块。带下增多，色黄或气秽，质黏稠，小腹隐痛，以排卵期和经期为甚，或腰骶酸痛，口腻，小便色黄而短，舌质红，苔黄腻，脉细滑数或濡数。拟予利湿化瘀消抗汤：知柏各 10g，土茯苓 30g，马鞭草 30g，红藤 30g，败酱草 30g，蛇舌草 15g，炒当归 10g，丹皮 10g，柴胡 6g，黄芩 9g，茵陈 30g，徐长卿 30g，僵蚕 15g，生甘草 6g。

如经行不畅夹血块，大便秘结等瘀甚者加三棱 9g，莪术 9g，制川军 5g。

经行痛甚者加延胡索 12g，制乳没各 6g。

本型在治疗期间慎房事，并注意标本缓急原则，结合扶正祛邪，待湿热祛，瘀结散后，则益肝肾，调冲任，以利治本助孕。

上述方剂在临床应用时要根据患者的月经周期阴阳消长的变化规律，做分期调周加减化裁。月经来潮之际须投元红花、益母草等活血化瘀，祛风抑抗之品，以增加血液循环，有利抗体的消除。

服法：上述药方均每日 1 剂，用纯净水将中药浸透 1～2 小时，再先用武火煮沸，而后改为文火煎熬至大半饭碗 1 次，日煎 2 次分服。

医嘱：治疗期间均需配合避孕套隔离，忌刺激性食品，劳逸结合。

通过观察，临床以肝肾阴虚型居多，其次是脾肾阳虚型，这与本病的主要病机相符合。运用补肾调肝、健脾，辅以清热利湿，活血化瘀治疗抗精子抗体（AsAb）等免疫抗体阳性不孕中，中药可在人体生理机能的不同环节发挥不同作用，双向调节，使异常的免疫功能恢复正常，所以疗效明显。在免疫抗体得以抑制与清除的同时，对生殖神经内分泌 - 免疫 - 前列腺素系统间的调节，使月经不调、痛经、月经周期的基础体温异常、盆腔炎等得到明显好转。

4. 典型医案

病案一：陈某，女，28 岁，职员，已婚。2009 年 4 月 29 日初诊。

患者结婚 3 年，同居 7 年未育。2002 年孕 4 月时，因顾虑孕前服用紧急避孕药影响胎儿而行引产术。2006 年 2 月因"稽留流产"而行人流术，术后至今未孕，经期尚准，时有先后不定期，经前乳胀，心烦易躁，且经水量少，色黯红，夹少许血块，腰腿酸软，无腹痛，5 天净。末次月经 2009 年 4 月 12 日。平时带下量少，舌质偏红，苔薄，脉细小弦。妇科检查未见异常。

诊断：①月经过少；②不孕症。

证属：肝肾亏损，肝郁火旺，精血虚少，冲任失养。

治宜：滋养肝肾，疏肝调经。

自拟方：熟地黄 12g，枸杞子 12g，制首乌 15g，菟丝子 10g，炒当归 10g，炒川芎 9g，柴胡 6g，广郁金 12g，制香附 10g，紫石英 15g，葛根 30g，淫羊藿 12g，桑寄生 12g，生甘草 6g，红枣 20g。10 剂。

嘱检测血液抗精子抗体、抗子宫内膜抗体、抗透明带抗体、抗滋养层抗体等生殖免疫抗体。

2009 年 5 月 25 日二诊：患者诉因工作关系未能及时复诊，但服用上方后 5 月 13 日经行，量增至中等，色红，夹少许血块，感小腹微微作胀，无明显腰酸，5 天净。舌质偏红，苔薄，脉细小弦。2009 年 5 月 12 日我院检查报告：抗子宫内膜抗体：阳性。治宗原意，再拟活血化瘀，祛风抑抗。处方：滋养肝肾抑抗汤加天门冬 12g，三棱 6g，莪术 6g。服 7 剂。

继以滋养肝肾抑抗汤随症加减治疗三月，2009 年 8 月 14 日我院复查抗子宫内膜抗体：阴性。继续服药巩固疗效，自后连续两个月复查两次均阴性。

2009 年 12 月 7 日来诊，末次月经 10 月 29 日，停经 39 天，12 月 5 日自测尿 HCG 试验为阳性。今来本院查尿 HCG 试验：阳性，嘱注意饮食、休息。并给予中药保胎。2009 年 12 月 22 日 B 超提示：宫内早孕，相当于 6w$^+$。2010 年 1 月 30 日 B 超检查提示：单胎，中期妊娠，估测胎龄 13 周左右。2010 年 7 月 20 日患者顺利诞下一健康男婴，体重七斤，母子平安。

按语：西医学认为人类生殖免疫是一个较为复杂的问题，在正常的机体中，具有种种保护机制，以避免其与抗原物质接触。但由于损伤、感染等因素破坏了正常机体的保护机制，就有可能引发机体免疫系统产生免疫应答反应。

西医学的免疫反应与中医学的"邪正相争"学说不谋而合，因肾主生殖，为孕育之本，肾藏精，精生髓。其中髓是免疫系统的中枢免疫器官，在免疫应答及免疫调节过程中起重要作用。阴虚火旺是免疫性不孕发生发展的主要方面。本案患者，曾有二次流产之伤，继而不孕，精神颇为紧张。因其刮宫所伤，肝肾亏损，精血虚少，肝郁气滞，冲任失调，阴虚及阳，阴阳失衡，阴虚火旺致使血分中的风热变化，血中风毒，侵扰胞宫而不得孕育。故平时予滋养肝肾，养血凉血，疏肝理气调冲任。经期则活血祛瘀，疏风消抗。血中风毒已祛，则胞宫宁静而得孕。

病案二：王某，女，23 岁，2003 年 10 月 30 日初诊。

结婚一年有半，孕二次均堕，均为难免流产，经汛先期，量少色红，届时腰膝酸软，口干咽燥，五心烦热，失眠盗汗，舌红少苔，脉象细数。

诊断：①月经先期；②月经过少；③不孕症。

证属：肝肾阴虚，虚火炽盛。

治宜：滋养肝肾，滋阴降火。

自拟方：桑椹 10g，枸杞子 12g，山药 12g，知母 10g，黄柏 10g，玄参 10g，生地黄 12g，当归 10g，女贞子 15g，黄芩 9g，生甘草 6g，红枣 20g。7 剂。

另嘱检查抗精子抗体。

11 月 13 日二诊：月经于本月 7 日来潮，量增至中等，色红无块，经行诸症均减，6 天净。舌红苔薄，脉象细数。抗精子抗体检查阳性，治宗原意，再拟祛风抑抗。

前方加僵蚕 12g，徐长卿 30g，防风 10g，服 7 剂。另嘱治疗期间需配合避孕套隔离。

守原方随证加减续服三月余复查抗精子抗体转阴性。

2004 年 2 月 23 日三诊：末次月经：1 月 18 日，本月经水逾期未行，刻下测尿 HCG：阳性。给予中药保胎，并嘱注意休息。5 月 14 日腹超：宫内单胎，胎心胎动阳性，相当于孕 17 周。

按语： 免疫性不孕，我国古代医著中无专门记载，应归于"不孕""无子"中。产生免疫性不孕不育的原因首先是机体正气虚弱，其中尤以肝肾阴虚为主。因肾主生殖而藏精，为孕育之本；肝藏血又与肾同源，肝肾阴虚则火热灼精，精血凝结，冲任不得相资故不能摄精成孕。《景岳全书·妇人规》曰："真阴既病，则阴血不足者不能育胎，阴气不足者不能摄胎，凡此摄育之权……是皆真阴之谓也。"本案患者因二次堕胎，肝肾亏损，精血虚少，阴不制阳，虚火炽盛，而致血中风热变化，血中风毒侵扰胞宫而不得孕育。故治以滋阴降火、祛风抑抗，方用滋养肝肾抑抗汤随证加减，方中枸杞子滋补肝肾，益精明目。《本草经疏》："枸杞子，润而滋补，兼能退热，而专于补肾、润肺、生津、益气，为肝肾真阴不足、劳乏内热补益之要药。"山药甘平，入肺、脾、肾经，《本草正》："山药，能健脾补虚，滋精固肾，治诸虚百损，疗五劳七伤。"《纲目》："肾水受伤，真阴失守，孤阳无根，发为火病，法宜壮水以制火。"知母性味苦寒而不燥，上能清肺，中能凉胃，下能泻肾火；黄柏清热燥湿，泻火解毒，二药合用如《本草正》所言："知母佐黄柏滋阴降火，有金水相生之义。盖谓黄柏能制膀胱，命门阴中之火，知母能消肺金，制肾水化源之火，去火可以保阴，是即所谓滋阴也。故洁古、东垣皆以为滋阴降火之要药。"玄参、地黄、当归滋肾阴、清肝热而养肝血，清补结合。僵蚕与徐长卿相配增强祛风解毒之效。生甘草解毒清热，调和诸药。全方共奏滋阴降火、祛风抑抗之功。调治三月后抗精子抗体转阴，继而受孕。

病案三： 沈某，女，25 岁，初诊时间：2011 年 6 月 30 日。

患者结婚两年，2009 年有一次人流史，至今未避孕，一年未孕。月经后期七天，经量中等，色红，夹血块，腰酸，7 天净。末次月经：2011 年 6 月 21 日。平时带下量多，黄白相间，偶有阴痒，伴小腹隐痛。2011 年 6 月 9 日上海国际妇婴保健院 B 超提示：盆腔积液，卵巢紧贴子宫。舌质暗红，苔薄，脉弦细。

诊断：①不孕症；②月经后期；③带下病。

证属：肾气亏损，瘀血积滞，湿热下注。

治宜：益肾和血，清利下焦湿热。

自拟方：生黄芪 15g，炒当归 10g，柴胡 6g，炒白芍 12g，丹参 15g，川郁金 10g，香附 10g，红藤 30g，败酱草 30g，皂角刺 15g，虎杖 15g，桑寄生 12g，炙甘草 6g，红枣 20g。7 剂。

测血：抗精子抗体，抗子宫内膜抗体，抗滋养层抗体，抗透明带抗体，抗卵巢抗体，抗心磷脂抗体。

支原体、衣原体、淋球菌培养。

2011 年 7 月 13 日二诊：现感腰酸，乏力，2011 年 7 月 10 日查抗精子抗体 IgM 阳性，抗子宫内膜抗体 IgM 阳性，抗滋养层抗体、抗透明带抗体、抗卵巢抗体、抗心磷脂抗体均阴性。解脲脲原体阳性，人型支原体阴性，衣原体及淋球菌培养阴性。舌质淡红，苔薄腻，脉弦细。

治宜：健脾利湿，益肾填精，祛风抑抗杀虫。

自拟方：利湿化瘀消抗汤加生黄芪 15g，党参 15g，炒白芍 12g，炒白术 12g，续断 10g，桑寄生 12g，百部 10g，贯众 12g。7 剂。

盐酸多西环素肠溶胶囊 0.1g×20 粒 ×2 盒，每次 0.1g，一日 2 次，口服，14 天。

2011 年 7 月 21 日三诊：本次月经期将临，现感腰酸，乳胀，带下量多，色黄，无阴痒，伴小腹隐痛，刻下测尿 HCG：阴性，舌质淡红，苔薄黄腻，脉弦细。再拟清利湿热，疏肝理气，活血化瘀止痛。

自拟方：利湿化瘀消抗汤加元红花 5g，益母草 30g，川楝子 10g，延胡索 12g，生蒲黄（包煎）10g。7 剂。

2011 年 8 月 5 日四诊：7 月 25 日经水来潮，后期 5 天，经量中等，色红，血块减少，腰酸好转，7 天净。药后带下量减，色清，无阴痒，二便畅，舌质淡红，苔薄，脉弦细。治宗原意。

利湿化瘀消抗汤加生黄芪 15g，炒白芍 12g，炒白术 12g，菟丝子 10g，百部 10g，贯众 12g。7 剂。

复查支原体：2011 年 8 月 10 日接报告：支原体复查转阴性。继以前方随症加减治疗，并于随后两月复查支原体培养均为阴性。

2011 年 9 月 20 日末次月经后复查抗精子抗体 IgM 转阴性，抗子宫内膜抗体 IgM 仍为阳性。服药后带下量少，色白，无阴痒，无气秽，腹痛消失，易感乏力、腰酸，二便畅，舌质淡红，苔薄，脉细。因湿热已祛，故治疗以健脾益肾调抗为主。

处方：温阳脾肾调抗汤加桑寄生 12g，续断 10g。7 剂。

10 月 20 日经净后复查抗精子抗体 IgM 阴性，抗子宫内膜抗体 IgM 转为阴性，继续服药巩固疗效。

2011 年 11 月 25 日复诊：末次月经 2011 年 10 月 20 日，本月经水尚未来潮，患者诉本月未避孕，遂验尿 HCG：阳性。嘱注意饮食及休息，并给予中药保胎。1 月 10 日本院腹超示：宫内单胎，胎心胎动阳性，相当于孕 11 周。2012 年 7 月 4 日足月顺产一健康男婴，体重 5 斤 8 两，母子平安。

按语：本案患者人流后损伤脾肾，湿热之邪趁虚而入胞中，湿热黏滞、阻滞气机，气滞血瘀、瘀阻脉络、气血运行失畅，脉络不畅，精不循常道，并乘虚而入，变为精邪，与血津搏结，使冲任、胞宫气机失调，失纳精之力，使精子活力下降，甚至凝集难动，无力与女卵结合成孕。精子作为抗原进入女性血液后，犹如邪毒内侵，又形成湿热阻滞的病理。湿热瘀血既是病因，又是病变过程。治疗上遵循"急则治其标，缓则治其本"的原则，先予利湿化瘀消抗汤治其标，待湿热祛，瘀结散后，再予以健脾益肾调抗，以利助孕。如此治疗四个月后患者诸症缓解，并于第五个月成功受孕。

病案四：倪某，女，32 岁，初诊时间：2015 年 5 月 24 日。

患者结婚 7 年，2008 年 6 月人流 1 次，2009 年 2 月及 2010 年 6 月均孕 3 月左右因胎停而行清宫术。2014 年 1 月孕 5 月因胎儿"唐氏综合征"而行引产术，术后月经量明显减少，经期尚准，色暗，夹少许血块，经行神疲乏力，腰膝酸软，小腹疼痛，5 天净。末次月经：2015 年 5 月 10 日。平素尿行无力，大便不实，四肢不温，胃纳可，夜寐安。舌质淡红，苔薄，脉细。2012 年 10 月曾至上海国际妇幼保健院行宫腔镜下宫腔粘连分解术 + 双输卵管通液术，术后诊断：双输卵管通畅。

诊断：①滑胎；②月经过少；③输卵管通液术后。

证属：脾肾阳虚，寒瘀凝结胞宫。

治宜：温阳脾肾，温经暖宫化瘀。

自拟方：炙黄芪 15g，党参 15g，炒白术 12g，炒白芍 12g，怀山药 12g，菟丝子 10g，仙灵脾 12g，石楠叶 15g，桑寄生 12g，厚杜仲 15g，炒当归 10g，熟地黄 12g，丹参 30g，炒川芎 9g，艾叶 5g，炙甘草 6g，红枣 20g。7 剂。

测血：抗精子抗体，抗子宫内膜抗体，抗透明带抗体，抗卵巢抗体，抗心磷脂抗体，抗核抗体 + 优生四项（风疹病毒、弓形虫病毒、疱疹病毒、巨细胞病毒）+ 血黏度 +D—二聚体。

2015 年 6 月 4 日二诊：药后腰膝酸软减轻，神疲乏力仍存，大便不实，日行 2 次，舌质淡红，苔薄，脉细。6 月 1 日本院查生殖免疫抗体全套阴性。优生四项：HSV–IgM2.0(阳性)，HSV–IgG25.2(阳性)。余病毒抗体阴性。血黏度及 D–二聚体均正常。患者正气虚弱，邪毒入侵，治宜扶正祛邪，适值经期将临，佐以温经活血化瘀之品。

自拟方：炒当归 10g，熟地黄 12g，丹参 30g，炒川芎 9g，艾叶 5g，炙桂枝 6g，元红花 5g，益母草 30g，板蓝根 20g，广木香 6g，焦神曲 15g，桑寄生 12g，续断 10g，炙甘草 6g，红枣 20g。7 剂。

2015 年 6 月 12 日三诊：本月 7 日经水来潮，经量较前增多，色暗红，无血块，小腹隐痛，较前好转，下肢酸楚，5 天净。经净后感乏力，大便渐实，舌质淡红，苔薄，脉细。辨证治守原意。

自拟方：炙黄芪 15g，党参 15g，炒白术 12g，茯苓 12g，菟丝子 10g，枸杞子 12g，葛根 30g，仙灵脾 12g，炒当归 10g，炒川芎 9g，板蓝根 20g，广木香 6g，焦神曲 15g，桑寄生 12g，续断 10g，炙甘草 6g，红枣 20g。7 剂。

建议患者至专科医院检查封闭抗体。

2015年8月18日四诊：末次月经是8月4日，经期准，经量增至中等，色变红，血块少，腹痛未作，经行腰酸，5天净。8月15日见拉丝样白带。易感头晕乏力，久坐腰背酸痛，尿色偏黄，大便黏腻，舌质偏红，苔薄黄腻，脉细滑。2015年7月29日，红房子医院查封闭抗体示：封闭效率1.5%（偏低），封闭抗体抗独特型为–9%（偏低），抗CD3–BE为–2.1%（偏低），抗CD4–BE为–1.26%（偏低），抗CD25–BE为–1.34%（偏低）。患者脾肾本虚，又值暑湿侵袭，治宜健脾补肾，清暑利湿，消风调抗。

自拟方：温阳脾肾调抗汤加苍术9g，茵陈30g，黄柏10g，炒薏苡仁30g，车前子（包煎）30g，板蓝根20g。7剂。

2015年9月9日本院复查HSV–IgM：1.0（转阴性），HSV–IgG：15（阳性）。继续予温阳脾肾调抗汤随证加减治疗，治疗期间经期准，经量中等，色红，腹痛未发，腰酸减轻，乏力亦好转，大便成形。

2016年3月5日五诊：2016年2月4日红房子医院复查封闭抗体示：封闭效率6.9%（正常），封闭抗体抗独特型12.7%（正常），抗CD3–BE2.36%（正常），抗CD4–BE2.6%（正常），抗CD25–BE0.54%（正常）。末次月经：2016年2月19日，昨见蛋清样白带，今感右少腹胀痛，舌质淡红，苔薄，脉细弦。嘱其今日同房未避孕，给予健脾补肾助孕之剂。

自拟方：温阳脾肾调抗汤加三棱9g，莪术9g。7剂。

2016年3月17日六诊：末次月经：2016年2月19日，3月5日同房未避孕，昨自测尿HCG：弱阳性，今感小腹隐痛，腰酸乏力，无阴道出血，大便不实，故来院要求中药保胎，刻下测血B–HCG：240.88（阳性），P：106.6mg/L，舌质淡红，苔薄腻，脉细微滑。患者脾肾不足，胎元不固，治宜健脾补肾安胎。

自拟方：黄芪15g，白术12g，菟丝子10g，桑寄生12g，厚杜仲15g，茯苓12g，南瓜蒂5枚，苎麻根10g，仙灵脾15g，大枣20g。14剂。

2016年4月12日七诊：末次月经2016年2月19日，停经52天，服药后腹痛消失，腰酸减轻。近来恶心泛呕，胃脘胀满，大便欠实，胃纳不佳，舌质淡红，苔薄腻，脉细滑。今日本院 B 超：宫内早孕约 8 周，有心管搏动，心率 154次 / 分。治宜健脾补肾，降逆止呕。

自拟方：前方加陈皮 6g，苏梗 6g，姜竹茹 9g，姜半夏 9g。7 剂。

2016 年 6 月 21 日八诊：末次月经：2016 年 2 月 19 日，孕 17 周[+]。近日感小腹坠胀痛，轻度腰酸，恶心偶作，纳谷不香，大便已实，舌质淡红，苔薄，脉细滑。6 月 14 日仁济医院产检 B 超：宫内单胎妊娠（目前臀位），孕约 17 周，胎动胎心阳性，胎盘低置状态（达宫颈内口）。治宜健脾补肾，益气升提。

自拟方：黄芪 15g，白术 12g，菟丝子 10g，桑寄生 18g，厚杜仲 15g，茯苓12g，南瓜蒂 7 枚，党参 15g，炙升麻 9g，柴胡 6g，莲房 9g，苎麻根 15g。7 剂。

2016 年 8 月 16 日九诊：孕 25 周[+]，现无下腹坠胀，无阴道出血，二便正常，舌质淡红，苔薄，脉细滑。8 月 10 日仁济医院产检 B 超示：宫内单胎妊娠，胎心胎动阳性，胎盘距宫颈内口＞ 70mm。因患者要求继续予健脾补肾安胎药巩固疗效。

2016 年 11 月 24 日患者顺利诞下一健康女婴，体重六斤六两，母女平安。

按语： 不孕症的致病因素众多，《圣济总录》指出："妇人所以无子者，冲任不足，肾气虚寒也。"本案患者多次产劳损伤，脾肾亏虚，精亏血少，日久成瘀；胞宫受寒，寒凝则血行不畅，宫冷则有碍孕育，缠绵日久，导致脾阳肾阳不足，故初诊治疗以温阳脾肾、温经暖宫化瘀为主。二诊时正值经期将临，着重予温经暖宫、活血化瘀。方中桂枝温通经脉，丹参祛瘀生新，艾叶暖宫逐寒，红花、益母草活血化瘀，又因正气虚弱，毒邪侵入，故予板蓝根清热解毒。药后经量增多，经痛之象改善，仍宗原意治疗。8 月 18 日来诊时月事已正常，且有排卵之象，然外院查封闭抗体低下，又遇暑湿侵袭，脾虚之症加重，故治疗上以健脾补肾、清暑利湿、消风调抗为重，温阳脾肾调抗汤为主方加减，经过半年治疗后复查封闭抗体正常。3 月 5 日来诊时正值氤氲期，宗原方加三棱、莪术行气活血，以期能促排卵助孕。果然投剂即效，因患者有滑胎病史，故予中药健脾益肾安胎，但于孕 17 周时产检查出低置胎盘，另加升麻、党参等益气升提之剂。上述病案仅举典型九诊为例，余从略，病势复杂，疗效虽显，但稍有疏忽，极易堕胎，审慎明辨，防微杜渐。本例结合西医先进检查手段和中医中药辨证治疗，方见成效，更证明中西医结合之重要。

参考文献

［1］杨华，张美云，蒋幼芳，等.抗精子抗体对精子穿透宫颈黏液及精卵结合的影响［J］.医学研究杂志，2007，36（5）：2452-3

［2］黄邱朝，庄恭南，武建国.酶联免疫吸附间接法检测抗子宫内膜抗体及其临床应用［J］.解放军医学杂志，1992，17（1）：29.

［3］林建华，严隽鸿，林其德，等.抗卵巢抗体对卵巢组织及其功能影响的实验研究［J］.中华妇产科杂志，1998，33（1）：20-22.

［4］De-Carolis，CarusoA，FerrazzaniS，etal.PoorPregnancyoutcomeandanticardiolipinantibody［J］.FetalDiagnTher，1994，9：296-299.

［5］张晓勇，赵可宁，夏桂成.抗透明带抗体的中西医研究综述［J］.实用中医药杂志，2005，21（1）：60-62.

［6］蔡丽慧，赵卫.中西医结合治疗免疫性反复性早期流产 56 例分析［J］.中医药学刊，2002，20（4）：538-539.

［7］Ying Y，Zhong YP，Zhou CQ，etal. Antinuclear antibodies predictsa poor IVF-ET outcome：impaired Egg and embryo developmentand reduced pregnancy rate［J］. Immunol Invest，2012，41：458-468.

［8］汪丹，李伟莉.封闭抗体与反复自然流产的研究进展［J］.中国优生与遗传杂志，2009，17（11）：124-125.

［9］翁时秋，陈晶晶.滋肾利湿化瘀法治疗免疫性不孕症临床观察［J］.光明中医，2012，27（2）：302-303.

［10］陈学习，张英杰，李美霞，等.脾虚证与免疫系统关系研究概况与思

考［J］.专家论坛，2010，17（34）：6-8.

[11] 嵇波，陈家旭.逍遥散对人体神经内分泌免疫系统的影响［J］.北京中医药大学学报，2003，26（6）：68-71.

三、子宫内膜异位性不孕不育症

1. 概述

子宫内膜异位症（内异症）是指具有生长功能的子宫内膜组织在子宫腔面以外的部位出现、生长、浸润、反复出血，从而引发疼痛、不育及结节包块的病症。占育龄女性发病率的 10% ～ 15%。

2. 病因病机

骆氏中医妇科的学术观点认为，子宫内膜异位性疾病其病机在"瘀"，其本为虚，标为实，可谓"邪之所凑，其气必虚"，这与当今内异症的免疫学说不谋而合。主要可以概括为瘀热壅积、痰瘀互结、肾虚血瘀三型辨证分型论治。

3. 诊疗思路

子宫内膜异位性疾病基本病理变化是血瘀，其主要病理产物是瘀血。瘀阻胞宫则痛经；瘀阻胞络则不孕；瘀阻脉道则经血量多或淋漓不净，虽然子子宫内膜异位性疾病的临床表现较为复杂，但在辨证施治中若能以血瘀为中心，则能起到执一驭繁，事半功倍之效。骆氏对治疗本病总结为以下四点：

（1）证病结合，证治求本

治疗子宫内膜异位性疾病西医多辨病，中医在辨证，而我们更提倡"证病结合，证治求本"。在西医，子宫腺肌病治疗原则与子宫内膜异位症不完全相同，中医把它归属于"痛经""癥瘕""不孕""月经不调"等范畴，且中医认为，异因可致同病，同因可致异病，因而在治疗上可"同病异治，异病同治"。中医对子宫腺肌病趋向于子宫内膜异位症按同一疾病辨证论治。分析本病的主要症状和体征，无一不属瘀血为患，病情发展形成过程中，往往与全身脏腑、气血、寒热等密切相关。存在着血瘀、痰凝等综合性病机因素，故有瘀久夹痰，渐成癥瘕的病机特征。其病与证的基本结合点是瘀血内停。所以在治疗上我们将子宫腺肌病和子宫内膜异位症均辩为血瘀证，应结合"病"的特点，研究"证"的变化，以中医的整体观念，将活血化瘀贯穿辨证始终，结合补肾调肝、化痰软坚等法，以图证治求本，标本同治的目的。

（2）化瘀止痛，最为首要

本病患者多因难以忍受的经期或经期前后腹痛前来求治，因此化瘀止痛当作为本病的首要目标。瘀血既是本病的致病因素，又是疾病发展过程中的病理产物，无论何种原因造成的瘀血，一旦停留冲任、胞脉、胞宫等均可致经血流通受阻而出现痛经。异位病灶谓有形之邪——瘀，因而化瘀之法必须贯穿治疗始终。骆氏验方均以活血化瘀止痛为主线，把活血化瘀止痛的药物作为基本方的主药，使瘀即得化，"通则不痛"。三方中均以当归、血竭、三棱、莪术等为基本方的主要组成部分。当归主冲脉为病，治血分之要药，养血活血。血竭活血和血，散瘀定痛。《本草纲目》："血竭除血痛，为和血之圣药是矣……此专于血分者也。"三棱味苦辛，性平，莪术辛、苦、温。辛以行气，苦以通泄、燥湿。二味均入肝、脾经，有破血行气，消积止痛之功。《日华子本草》："三棱治妇人血脉不调、心腹痛。莪术通月经、消瘀血。"《医学衷中参西录》曰："三棱、莪术……为化瘀血之要药……女子癥，月闭不通，性非猛烈而建功甚速。"鳖甲"主心腹癥瘕坚积"入肝脾血分，通血脉、散结、消癥、有滋阴潜阳、软坚散结之效。内膜异位症患者，临经则血聚冲任胞脉，瘀阻更甚，故应加重化瘀止痛力度，用延胡索、乳香、没药行血中之气以助气行血活，且具有抑菌、止痛、抑制结缔组织增生的作用。益母草使子宫平滑肌细小，杂乱细小收缩波变为缓慢而有力、规则的大波，有助于瘀血的排出，以达祛瘀止痛之功。薏苡仁利水渗湿，健脾以除积湿。诸药配伍，重在活血化瘀，定痛之中，兼备理气活血，软坚散结之功。从我们的课题《骆氏妇科辨证治疗内膜异位症及其相关性探讨》中得出结论，不同程度的痛经患者，在不同疗程中，痛经症状均有明显的减轻。其总有效率达 96.9%。现代研究认为：除异位灶直接引起的疼痛外，月经期前列腺素水平的升高或比例失调导致子宫过度或无节律的收缩也是原因之一。药理研究发现，部分活血化瘀药可调整前列腺素水平及其比例，缓解平滑肌痉挛。由此可见，在治疗内膜异位症痛经病证中，中医的活血化瘀止痛方法在治疗痛经方面是功不可没的。

（3）本虚标实，标本兼顾

俗话说"冰冻三尺，非一日之寒"。从局部病程上看，早期包块不明显者，当属单纯瘀血症，瘀久成癥作痛者，往往虚实并见，因此单纯的瘀血症候较易消除，而对消除瘀久夹痰之癥瘕需有一量变到质变的化解过程。骆氏认为瘀血是本病的病理产物，在其发展形成过程中在脏多因肝脾肾，在邪多为寒、湿、热，在虚多因气虚、阴虚，运血无力。其本为"虚"，标为"实"，在治疗上需将活血化瘀与补肾调肝，化痰软坚结合起来，综合调理，标本兼顾。当血瘀不行，则荣养失职，常有血虚并存，故在"内异Ⅱ号方"中加入生黄芪，与当归相配，取当归补血汤之意，而且取用生黄芪，一则气盛可生血帅血，二则可免行气祛瘀之药伤气耗气之弊，三则能健脾利湿。另有生地与当归相配，起到养阴、清热、养血、活血的作用。甘杞子、桑寄生、厚杜仲相配，起到补肾调肝的作用。这些药物的配伍都是针对本虚方面的运用。唐容川云："气为水化，水行则气行血亦行矣。"可谓是瘀水同源之意。故在"内异Ⅰ方"中，经前经行期，将制川军与薏苡仁相配，自有泄热、利湿、祛瘀之妙用。

（4）化瘀补肾，调经助孕

通过临床观察发现不管是痛经、癥瘕还是月经不调均可致不孕。当瘀浊渐去，则当根据月经周期的阴阳变化，证病结合，标本兼治，予活血化瘀，化痰软坚，补益肝肾，调理气血，调节免疫，分清主次，使病祛经调、任通冲盛而受孕。这可能与中药通过调节生殖神经内分泌或免疫系统，从而改善盆腔内部环境而达到助孕效果有关，当然这还有待于进一步观察和研究。

我们根据患者症状、舌脉并依据骆氏经验辨证分为下列三型。

（1）瘀热壅积型：服内异Ⅰ号方，药方为炒当归、血竭、京三棱、莪术、生地、赤芍、炙鳖甲、夏枯草、制川军、枸杞子、桑寄生。经前经期加制乳没各、炒延胡索、益母草、薏苡仁。

（2）瘀痰互结型：服内异Ⅱ号方，药方为炒当归、血竭、生黄芪、京三棱、莪术、炙鳖甲、海藻带、冰球子、皂角刺、枸杞子、厚杜仲。经前经期加益母草、薏苡仁，疼痛剧烈时加乳香、没药，小腹冷痛，四肢不温者加炙桂枝6g，吴萸3g。

（3）肾虚血瘀型：服内异Ⅲ号方，药方为黄芪、当归、丹参、牡丹皮、冰球子、生牡蛎、三棱、莪术、菟丝子、续断、杜仲、枸杞子、地龙。

4. 典型医案

（1）癥瘕

病案一：施某，27岁，女，已婚，初诊日期：2004年3月18日。

患者结婚两年余未孕，屡治未效。2001年经检查发现双卵巢内膜囊肿及子宫腺肌病。2001年6月于上海某专科医院行双卵巢囊肿剥离术。术后月经一月二次，经行不畅，经期延长，约十余天净，伴肛门胀滞，腰酸，腹痛。末次月经为2004年3月11日。经净后阴超示：子宫腺肌病，右卵巢囊肿，左卵巢其旁液性暗区，为盆腔积液可能，血液免疫学测定EMAb：阳性。CA–125.48.63U/mL。舌质淡红偏黯，苔薄微腻，脉细小弦。证属肾亏之体，湿热瘀积胞脉，痰瘀互结成癥。治先清利湿热，活血化瘀，化痰软坚，佐以补肾益气之品。方用内异Ⅰ号方加减。服用14剂后4月2日经行，腹痛未发，月经仍提前并伴腰酸，肛门胀，经水6天净。继而根据月经周期的阴阳变化，证病结合，标本兼治。经过1个疗程（3个月）的治疗后，患者月经周期基本正常，经水量中，色深红，夹少许血块，腹痛已瘥，有轻微腰酸及肛滞。复查血液EMAb：转阴，CA–125降至正常。阴超显示：子宫稍大，子宫质地欠均，腺肌病可能。两卵巢紧贴子宫。患者原有的右卵巢囊肿、左卵巢其旁液性暗区、盆腔积液均消失，见治疗奏效，击鼓再进。继续中药治疗三个月后，2004年11月19日来诊，因月经逾期而做尿HCG检查，结果为阳性。因患者子宫条件欠佳，且曾出现过EMAb阳性史，故给予中药保胎。2005 年 1 月 20 日 B 超示：宫内单胎，胎心胎动阳性。相当于 13+3W 左右。2005 年 7 月 25 号患者足月顺产一健康男婴。

按语：癥瘕是本病患者共有的症状，兼存于各种类型之中，此为疾病根本。应遵"血实宜决之"法则。又因患者肾气亏损，本虚标实，湿热蓄积于冲任，与血相搏，积而成癥，瘀热互结。根据中医"急则治其标，缓则治其本"的原则，故先宜清利湿热，活血化瘀，化痰软坚治其标，佐以补肾益气治其本。气为湿阻，血为热结，故须以炒当归、丹皮、丹参、皂角刺、红藤、败酱草、虎杖、猪茯苓等，凉血活血化瘀，清热利湿，使热除湿化。夏枯草、炙鳖甲、冰球子、象贝、化痰软坚散结。祛邪不忘扶正，故用生黄芪、桑寄生、炙甘草、红枣益气补肾，调和诸药，以促进局部血流通畅，促使炎症吸收，消除局部的瘀滞。全方使瘀血、湿浊、癥瘕等有形之物，缓缓消融于无形之中。当瘀浊渐去，则当根据月经周期的阴阳变化，证病结合，标本兼治，予活血化瘀，化痰软坚，补益肝肾，调理气血，调节免疫，分清主次，使病祛经调、任通冲盛而受孕。

病案二：冯某，女，25 岁，初诊日期：2011 年 3 月 2 日。

病案摘要：患者初潮 15 岁，周期规则，经量多夹血块，原发痛经至今，每于经前 2 天始下腹疼痛，持续经行腹痛不缓解，无乳胀痛。现婚后停止避孕一年至今未孕，故求诊。患者末次月经 2 月 12 日，经中期可见蛋清样白带，饮食不慎易于腹泻，余无不适。2010 年外院超声提示子宫肌腺症，双侧卵巢囊肿。2011 年 2 月外院 HSG：双侧输卵管通而不畅，右侧盆腔黏连可能。舌淡红，苔薄腻，脉细。

中医诊断：①癥瘕；②痛经；③不孕。

证属：痰瘀互结。

治法：活血化瘀通络，化痰软坚消癥。

自拟方：当归 10g，生黄芪 15g，三棱 12g，莪术 12g，海藻 15g，海带 15g，冰球子 12g，皂角刺 15g，枸杞子 12g，杜仲 12g，穿山甲粉（吞服）6g，地龙

10g，石见穿 30g，淫羊藿 15g，鹿角片（先煎）9g，红枣 20g。7 剂。

同时口服大黄䗪虫丸，1 次 3g，1 日 2 次。

2011 年 3 月 10 日二诊：末次月经 2 月 12 日，经量中等，无胸腹胀痛，二便调。舌质淡红，苔薄，脉细数。

自拟方：当归 10g，丹参 30g，炒川芎 9g，地龙 10g，石见穿 30g，冰球子 10g，夏枯草 30g，皂角刺 15g，三棱 9g，莪术 9g，板蓝根 20g，苦参 10g，僵蚕 12g，徐长卿 30g，红花 6g，益母草 30g，甘草 6g，红枣 20g。

同时口服大黄䗪虫丸。

2011 年 3 月 17 日三诊：末次月经 3 月 16 日，经期准，经量中，色红夹血块，下腹隐痛，无腰酸，今经期第 2 天，腹痛已瘥，胃脘胀，反胃，肛门抽痛酸楚。舌质偏红，苔薄，脉细小弦。

自拟方：炒当归 10g，丹参 30g，炒川芎 9g，柴胡 6g，郁金 12g，僵蚕 12g，徐长卿 30g，板蓝根 20g，木香 6g，三棱 9g，莪术 9g，皂角刺 15g，冰球子 10g，川楝子 10g，延胡索 12g，地龙 10g，留行子 30g，益母草 30g，薏苡仁 30g，甘草 6g。

同时行骆氏腹部穴位敷贴及离子导入法治疗。

其后数月痛经好转后随症处方改予以骆氏松达汤加减，末次月经 2011 年 9 月 11 日，停经后 10 月 31 日妇保院超声提示早孕 44 天。

按语：不孕症是一个多因素疾病，病机繁复，而一部分不孕症患者往往合并子宫肌腺症或卵巢囊肿等。本例患者特点初潮之始即原发痛经，无妇科盆腔腹腔手术史，但是双侧输卵管通而不畅。证病结合分析可知经期前后血海满盈转泄溢，冲任胞宫气血由实转虚，运行不畅则腹胀而痛，经量多而夹瘀块。血不循经则为败血，日久瘀阻滞络脉则胞络不通；离经败血与津浊相合瘀痰互结则渐为癥积瘀块。中医病机也符合子宫腺肌症的病理生理，即异位病灶反复出血引起盆腹腔疼痛及病灶局部组织纤维化和盆腔黏连形成。原发痛经患者往往经行不畅而瘀血阻滞，气机升降失常，可影响津液敷布代谢，而致痰浊内生又因瘀致痰。痰浊为有形之邪，一方面与瘀血阻滞胞宫胞脉，精卵不能结合故而不孕；另一方面痰瘀互结，不能启动氤氲乐育之气，而致不能摄精成孕。《神农本草经》云："无子者多系冲任瘀血，瘀血去自能有子也。"因此活血化瘀止痛是治疗本病的常法，当归、丹参、川芎、三棱、莪术为基本方药。另外基于痰瘀互结立论，在大队活血祛瘀止痛药物中重用化痰软坚的夏枯草、冰球子，海藻带和石见穿。更用中成药大黄䗪虫丸时时服用以缓消癥聚以助气行血畅。因此经治半载患者经通瘕而孕胎成。

（2）痛经

病案一：信某，女，28岁，已婚，初诊2003年10月23日。

患者结婚两年半未育，2001年2月有一次人流史。术后月经尚规则，每遇经行小腹滞痛剧作，且阴滞，肛门胀，腰酸如折，时伴肠痉挛性疼痛，痛经持续约3天，经水量中，色红，夹血块，5～6天干净。大便干结，解便时小腹痛，纳呆，乏力，面色不华，因痛苦难忍而来诊。2003年10月21日于上海国际和平保健医院做阴超检查提示：子宫腺肌病，子宫内异症。末次月经10月10日～10月13日。现感肛门胀滞，便秘，下肢酸软，舌质偏黯红，苔薄黄腻，脉弦数。证属下焦腑实，瘀热壅积。治宜凉血活血，通腑化瘀，软坚散结。给予内异Ⅰ号方加味治疗。服用一月后，次月月经来潮，腹痛大减，肛门胀滞明显好转，腰酸已轻，经水量色正常，大便通畅，患者甚喜，对中药治疗充满信心，继而续服用内异Ⅰ号方，随症略作加减。2004年1月18日来潮，腹痛未发，肛滞已瘥。腰酸轻微。因患者工作繁忙，治疗中断近半年，症状轻微。2004年6月～7月连续治疗两个月后，8月20日来诊诉近日乳胀明显，末次月经7月21日，作尿HCG检查呈阳性。2005年4月11日足月剖宫术产一健康女婴，体重3kg，身长50cm。

按语：子宫内膜异位症的痛经和其它瘀血性痛经不同。本症之痛经则因有功能性的子宫内膜异位于宫腔以外所致，即中医所谓"离经之血"，因而造成新血无以归经而瘀血又不得排出之势。故本症痛经的特点是：经下愈多愈痛。根据中医治则，血瘀宜化，通则不痛，腑气宜通，通可行滞，六腑以通为用，腑气通畅有利于血瘀的改善，瘀去亦有利于腑气的通畅，血瘀与通腑相辅相成。治疗当守"通则不痛"之原则，法拟化瘀治本为主，选方用药不能一味祛瘀通下，应用促使其瘀血溶化内消的方法，自拟内异Ⅰ方，方中川军"荡涤通腑、推陈致新"，《本草纲目》谓其有"下瘀血闭……破癥瘕积聚……诸老血留结……通宣一切气，调血脉"之功效，恰合本病病机。桃仁既能化瘀又可通腑，配以破血见长之乳香、没药、血竭破散癥积宿血，兼具定痛理血之功。

病案二： 程某，女，40岁，初诊日期：2012年7月2日。

患者因"继发痛经12年，下腹持续胀痛10天"就诊。患者末次月经6月23日，量同平时，5天净，经期下腹坠胀疼痛，口服止痛药物略有缓解。患者经净后仍觉下腹持续性胀痛不舒，伴腰骶酸胀疼痛。今因腹痛查超声提示子宫腺肌瘤，左卵巢巧克力囊肿可能，盆腔积液。患者月经周期尚规则，23天行经1次，量中等，有血块，有经期腹痛渐进加重表现。患者既往10年前曾因"右卵巢巧克力囊肿行右附件切除术"；1年前因"左卵巢囊肿"行"左卵巢囊肿剥离术"。术后定期随访超声提示子宫腺肌瘤。目前症见：下腹持续性坠胀不舒，少腹两侧疼痛明显，腰骶酸胀，带下量中色白质稠，胃纳欠佳，排便欠畅，夜寐难安。舌暗红胖大，苔薄黄，脉弦滑。

中医诊断：血瘕。

证属：湿热夹痰，瘀阻胞宫证。

治法：清热利湿软坚，散结化瘀止痛。

自拟方：夏枯草15g，海藻15g，海带15g，乳香9g，没药9g，三七粉（吞服）2g，血竭3g，生牡蛎12g，川楝子10g，延胡索12g，红藤30g，柴胡6g，黄芩9g，赤芍12g，丹参15g，皂角刺15g，炒白术12g，红枣20g。

2012年7月10日二诊：患者服药后已无下腹胀痛，偶有腰骶酸痛，食纳欠佳，排便欠畅，夜寐欠安。复查超声：子宫腺肌瘤可能，左卵巢囊性结构，盆腔未见积液。查：舌质偏黯红，边有齿痕，苔薄黄腻，脉细濡数。

自拟方：红藤 30g，夏枯草 15g，徐长卿 12g，海藻 15g，海带 15g，乳香 9g，没药 9g，黄芩 9g，赤芍 12g，丹参 15g，炒薏苡仁 30g，延胡索 12g，生牡蛎 12g，川楝子 10g，皂角刺 15g，焦神曲 15g，生黄芪 12g，红枣 20g。

服用上方加减调理三月余，患者经期腹痛明显减轻且非经期诸证均安，复查超声提示左侧卵巢囊肿较前缩小。

随访得知患者半年后受孕，次年足月诞下一健康女婴。

按语： 本例患者腹痛初为经期腹痛渐进加重，虽经手术治疗，腹痛复作且非经期也出现腹胀不舒，超声检查提示为子宫腺肌瘤，卵巢内异囊肿所致。此类痛经当属中医"血瘕"范畴，临床表现错综复杂。正如《景岳全书·妇人规》载："瘀血留滞作癥，惟妇人有之。"妇人以血为用，经期产后余血未尽，留滞蓄瘀。瘀血内阻，气机升降出入失调，气滞不通则作痛。唐容川有云："瘀血积久，亦能化为痰水"。血瘀气滞而不能行津，津液停留结聚，局部就会湿浊痰凝，日久痰瘀互结形成血瘕。因此骆氏治疗子宫内膜异位症痛经，辨证把握"痰"与"瘀"互结久成癥瘕的特点，处方用药重在软坚散结以化瘀，取得瘀化血通而痛自止之效。

（3）月经失调

乔某，30 岁，已婚，初诊日期：2004 年 6 月 26 日。

患者结婚 3 年余，2001 年曾有自然流产刮宫史。2002 年 4 月于上海市级专科医院行双卵巢子宫内膜异位囊肿剥离术。术后月经稀发，量时少时多，经期时而延长，伴腰酸。来诊时已经闭三月余，患者心情压抑，乳房作胀，腰酸乏力。尿 HCG：阴性。证属肝郁气滞，血瘀肾亏。投以疏肝理气，补肾活血调经之品，方药略。调治一月余，于 9 月 16 日测尿 HCG：阳性。但 9 月 17 日见少量阴血，经中药保胎后情况稳定。11 月 10 日 B 超：孕相当 13 ～ 14 周，见胎动、胎心。2005 年 4 月 28 日足月剖宫术产一健康男婴，体重 7.7 斤，身长 50cm。

按语： 根据中医精亏血瘀，肾主生殖等理论，肾精是生殖发育的物质基础，五脏六腑之精皆藏于肾，精又化血，"精血同源"，如果肾亏精少则冲任胞脉失于儒养，冲任气血不足，肝郁则气血易滞而瘀阻，瘀阻使血不归经会出现月经不调，瘀阻使精卵不能结合而不孕。故本病的病理基础为血瘀，结合其内分泌功能失调的病理生理状态而致不孕，应辨证为肾虚，肝郁血瘀，治疗上以活血化瘀与补肾调肝相结合。现代药理证明活血化瘀药具有改善血液流变学的作用。可使局部粘连及结缔组织的松解，加快瘀血的吸收。研究还发现补肾调肝对内分泌紊乱具有很好的双向调节作用，可提高卵巢功能，促使排卵，提高受孕率。所以本方调补肝肾，理气化痰，活血化瘀于一体，使肝肾盛，痰浊消，瘀血化，气血畅，冲任调而得子。

四、排卵障碍性不孕不育症

1. 概述

排卵障碍性不孕占不孕人群的 20% ～ 35%，占女性不孕症的第二位，是一种常见的内分泌功能失调性疾病。主要表现为卵泡发育障碍和卵泡成熟后不破裂。根据 WHO 对无排卵疾病分为 3 型。Ⅰ型为下丘脑垂体功能减退：低促性腺激素性性腺功能减退，如下丘脑性闭经等。Ⅱ型为下丘脑垂体功能失调：促性腺激素和雌激素生成间功能失调引起无排卵，如多囊卵巢综合征等。Ⅲ型为卵巢性功能衰竭：高促性腺激素性性腺功能减退，卵巢对促性腺激素无反应，如卵巢早衰等。

其中无排卵主要是由下丘脑 - 垂体 - 卵巢轴功能性和器质性异常所致，临床表现为月经初潮年龄较大，月经量少，月经后退或稀发，或闭经，或崩漏不止，或溢乳、不孕等，属于中医学"闭经""崩漏""月经后期""月经过少""不孕症"等范畴。

2. 病因病机

现代医学认为，女性生殖系统存在周期性变化，下丘脑 - 垂体 - 卵巢之间的相互调节、相互制约是生殖分泌的核心，称为下丘脑 - 垂体 - 卵巢轴，正常排卵周期的建立有赖于完整的下丘脑－垂体－卵巢轴的调节功能。这种复杂的生理调节的是通过卵巢来实现其两大功能，即卵细胞的发生，卵泡的成熟排出及伴随这一过程的甾体激素的生成。其中任何一个环节异常均可导致卵泡发育缓慢、卵泡发育至一定程度闭锁，无优势卵泡形成，成熟卵泡不破而致不孕。

骆氏认为排卵障碍性不孕不育症是涉及多种原因的疑难病症。要求孕育，调经是先决条件。《妇科要旨》云："妇人无子，皆由经水不调，经水所以不调者，皆由内有七情之伤，外有六淫之感，或气血偏盛，阴阳相乘所致。种子之法就在于调经之中。"月经正常是卵泡能够正常发育、成熟及排出的外在表现，同时也是形成胎孕的前提条件。而月经的产生和调节关系最密切的是肾、肝、脾、及肾－天癸－冲任－胞宫生殖轴的平衡协调。肾主生殖，主藏精，肝主藏血，主疏泄，肾气充足、肝气疏泄有度是卵子发育成熟与排卵的前提，气血畅达卵子才能顺利排出。肝气郁结，冲任失于疏泄；气血瘀滞，冲任受阻；脾虚痰浊内生，壅塞冲任胞脉均会导致排卵障碍，而肾中精气不足，乃排卵障碍性不孕的基础病机，临床上卵巢功能障碍的不孕患者，都有不同程度的肾虚表现。故本病的病机主要有肾虚、肝郁、瘀滞胞宫，痰湿内阻等所致脏腑功能失调，冲任气血紊乱，胞宫不能摄精成孕。

不孕症病程一般较长，都以年计，其病机常涉及多个脏腑气血阴阳失调，多表现兼夹发病，因此骆氏认为排卵障碍是综合因素作用的结果。然而因女性生殖与肝肾功能最为密切，故认为肾虚和肝郁是不孕症的病机本质，而血瘀和痰湿是最常见的继发病机。

（1）肾虚："经水出诸肾"（《傅青主女科》），"月水全赖肾水施化"（《医学正传》），因此，月经的产生以肾为主导。"肾为先天之本""肾主生殖"，为天癸之源，冲任之本，肾气盛衰决定月经是否按时来潮，从而构成了"肾－天癸－冲任－子宫"的中医生殖轴，女性一生的生殖活动都在肾的主宰之下。肾主藏精，就女子而言，肾所藏之精，包括其本身生殖之精，似与现代医学之"卵子"同属，又精血同源，精能化血，精是形成月经的物质基础。肾中精气充盛，则天癸产生，而达冲任，使任通冲盛，聚阴血以注于胞宫，周而复始，形成一月一行之月经。女子进入青春期，只有肾精天癸充盛，冲任通达，经行条畅，才能产生优秀的卵子。卵子是生殖之精，藏于肾，其发育成熟与肾精充盛密切相关，而冲任气血和畅则是排卵的条件。肾精亏损，肾气不足或房事不节、反复流产损伤肾气，或高龄，肾气渐虚，则冲任虚衰，致卵泡发育不良或无排卵，不能摄精成孕；或素体肾阳虚或寒湿伤肾，肾阳亏虚，命门火衰，阳虚气弱，则生化失期，有碍卵子的发育或排出，且不能触发氤氲乐育之气，致令不能摄精成孕；或素体肾阴亏虚，或房劳多产、久病失血，耗损真阴，天癸乏源，冲任血海空虚，皆影响卵子的发育与排出，不能摄精成孕。

（2）肝郁：叶天士提出"女子以肝为先天"，强调了肝在妇科的重要地位。朱丹溪云："主闭藏者，肾也；主疏泄者，肝也。"肾之开合，除了与肾阳有关外，与肝之疏泄功能亦密切相关。肾与肝，一藏一泄，共同协调女子生殖功能，促使卵子有规律地排出。肝肾功能失调，则藏泻失度，开合无节，冲任不调而为病。

肝藏血，为"血海"。脏腑所化生之气血，除营养周身以外，则储藏于肝。肝的藏血功能与疏泄作用须相互协调，肝气条达则血脉流畅，肝血下注冲脉胞宫，使卵泡得以按期生长成熟，卵子得以按期排出，则月经正常。肝为刚脏，性喜条达而恶抑郁，女子阴性凝结，易于怫郁，《鹤塘医话》云："女子善怀而多郁，又性喜褊隘，故肝病尤多。"肝气郁结，疏泄不利，若素性忧郁，或七情内伤，情怀不畅；或由久不受孕，承受家庭社会和自身的心理压力，继发肝气不舒，导致情绪低落，忧郁寡欢，气机不畅；气血不和，冲任不调，胞脉不畅，就会阻滞天癸气血等物质的输布，月事不潮，排卵不畅，则胞宫不能摄精成孕。即只有肝的疏泄功能正常，卵子才能有规律地排出。

（3）瘀滞胞宫：冲任经脉气血和畅是排卵的条件，气血禀受脏腑生化，由经络输送，而脏腑经络的生理活动又需要气血充养才能正常进行，脏腑需气血长养而生精化气生血，经络赖气血充盈才能流通充盛。《灵枢·本脏》曰："血和则经脉流行，营复阴阳。"冲为血海，任主胞胎若血行违和，瘀聚留着，阻遏胞脉，冲任不畅，则成熟的卵泡不能破裂，卵子不能顺利排出。气滞、血瘀、寒、热、虚、实、外伤均可致瘀滞冲任，胞宫、胞脉阻滞不通导致不孕，或经期、产后余血未净，房事不节亦可致瘀，瘀积日久成此症。瘀血内停，阻滞冲任胞宫，故月经多退后，不能摄精成孕，故不孕；瘀血阻滞，冲任不畅，不通则痛，故经来腹痛，经色暗紫有血块；瘀阻胞宫，血不归经，故经来难净，或经间少量出血，舌暗脉涩是瘀滞之症。

（4）脾虚湿盛：脾胃后天之本，气血生化之源，主统血。脾主运化水谷精微以化生气血又运化水湿，为水液代谢之枢纽，若脾虚运化失职，水湿内停，聚湿成痰，痰浊阻滞，气机不畅，冲任二脉受阻，壅塞不通，也会影响卵子的成熟和排出，致月经停闭或不孕。《丹溪心法》曰："若是肥盛妇人，禀受甚厚，恣于酒食之人，经水不调，不能成胎，谓之躯脂满溢，闭塞子宫。"《妇科心法要诀》云："女子不孕之故，因体盛痰多，脂膜壅塞胞中而不孕。"此外，肾为先天之本，脾为后天之本，肾阳虚不能温煦脾阳，釜底无薪，则中阳亦虚，脾肾两虚，水湿蕴结成痰。亦有七情因素导致肝气郁结，横逆犯脾，气滞痰阻者。《证治要诀·卷三》所谓："善治痰者，不治痰而治气，气顺则一身津液随气而顺矣。"痰为有形之邪，积久不化，必然影响气机而致血瘀，痰瘀互结于冲任胞宫，加重病情，日久难愈。思虑过度，或饮食劳倦等损伤脾气，脾虚则运化失职，化源不足，则卵子不能发育与排出。素体脾肾阳虚或劳倦思虑过度，饮食不节伤脾或肝木克脾，或肾阳虚不能温脾，脾虚则健运失司，水湿内停，肾阳虚则不能化气行水，湿聚成痰；或嗜食膏粱厚味，痰湿内生，躯脂满溢，遮盖子宫，壅塞冲任，影响卵子的发育与排出；或痰阻气机，气滞血瘀，痰瘀互结，既不能启动氤氲乐育之气，又影响卵子的排出而致不孕。

3. 治疗思路

血虽生于心，然必得肝脾肾三脏功能的相互协调、相互配合才能完成从化生、运化到濡养五脏六腑、四肢百骸的作用。依据上述理论，骆氏在临床上以肝肾为纲，心脾为目，纲举目张，在月经的调治中，尤其对素体肝肾不足，或见肝郁脾虚，气虚血少者，则肝肾同治，佐养心脾，通调冲任，相互资生，月事正常，孕育得子。

（1）调经助孕，育肾调肝：古有"调经种子"之说，调经是成孕的先决条件。骆氏认为治月经病以调为主养血为先。然月经与肝肾关系密切。肝藏血，肾藏精，同为先天之本，肝为乙木，肾为癸水，水能生木，水能涵木。乙癸同治，肝肾相生。肝体阴而用阳，主动主升，以阴血为本，以肾水为养。肝藏一身之血，主一身气机的疏畅而具有调节一身气血为用的特性。冲任二脉同起会阴，内系于胞宫而与肝肾同源，故有"奇经八脉隶属于肝肾"之说。故调经则调冲任，调养冲任即治肝肾。

（2）补肾健脾促排卵：肾为先天之本，主生殖。脾（胃）为后天之本，气血生化之源，脾主统血。《素问·阴阳别论》说："二阳之病发心脾，有不得隐曲，女子不月"。由此可见人有隐曲，难诉之情在心，则心情不畅，情志抑郁，或忧郁忿恼导致气失条达，肝郁气结则犯胃传脾。二阳受伤，脾胃不运，气血虚弱，女子月经不调，经迟经量少以致月经闭。故应补肾，调肝，健脾，以调经种子。

（3）立法用药，周期调治：骆氏认为治月经病以调为主，此"调"乃调经也。调经则循月经周期而立，故在治疗月经病时强调中医周期疗法。中医周期疗法分为经前期、经期、经后期和经间期四个阶段施以不同治法。经前疏达为主务，常用柴胡、郁金、制香附、炒当归、川芎、川牛膝等；经期调畅为主法，常用炒当归、丹参、三棱、莪术、柴胡、郁金、红花、益母草等；经后填养为主，常用当归、白芍、生地黄、熟地黄、枸杞、菟丝子、女贞子、墨旱莲、何首乌、紫河车粉等；经间期通补为要，常用丹参、制香附、巴戟天、仙灵脾、紫石英、鹿角片等，再参合脉证化裁出入。正虚者可在经后、经间期重阴转阳之时培元以补正；邪实者可值经前、经行期重阳转阴之际，清源以祛邪。然而临床常见兼有气滞血瘀、痰湿内阻以及湿热蕴滞胞脉等虚实夹杂情况，当从整体分析，根据主症辨证论治，一般平时着重治本，月经期标本兼顾。

（4）内外同治，展开多途径治疗方法：对于排卵障碍，骆氏在口服中药汤剂的基础上结合骆氏中药腹部穴位敷贴及离子导入法，同时配合穴位针刺疗法，调节下丘脑－垂体－卵巢轴功能来诱发促排卵，临床上取关元、中极、子宫、血海、三阴交（双侧），每日一次，连续 3 天，每次留针 20 分钟。任脉经的关元为肝脾肾三经交会穴，且冲脉起于关元，因此关元是治疗本病之要穴。并配以中级穴、子宫穴、三阴交补肾益气，调理胞宫，理气化瘀，调理月经，血海补血行气，活血化瘀，诸穴合用，使肝脾肾与冲任诸脉气血调和。此方法内外同治，促进卵泡发育，改善机体内环境，提高排卵率，且无副作用，减少了激素的使用，是一种较理想的治疗方法。

4. 典型病案

病案一： 王某，女，26 岁，初诊日期：2015 年 11 月 5 日。

主诉： 经阻三月余未行。

现病史： 患者 13 岁月经初潮，经期准，经水量中等，色红，夹少许血块，无腹痛，4 天净。2015 年 2 月孕约 8 周胚胎停止发育行药流加清宫术，术后一月经水复潮，周期、量、色同前，末次月经：7 月 26 日，经行情况如前所述，4 天净。近月因工作压力大，夜寐不安，经阻未行，曾于外院就诊，给予黄体酮胶囊口服，患者自服三日后停药，至今未见月经来潮，带下稀少，未见拉丝白带，无腹部不适，时有腰酸，纳可，二便畅，夜寐欠安。舌质淡红，苔薄白，脉细尺脉沉。

既往史： 2013 年行人流术，2015 年 2 月行药流＋清宫术。辅助检查：尿 HCG：阴性。

阴超： 子宫内膜厚度：2.7mm，双侧卵巢偏小，未见明显卵泡回声，子宫未见明显占位性病变。

性激素： FSH：64.86mIU/L，LH：36.29Miu/L，E2.53pmol/L，P：0.9 nmol/L，T：1.02nmol/L，PRL 335.83nmol/L。

中医诊断： 月经后期（肝肾亏损，产劳所伤）。

西医诊断：卵巢早衰。

治拟：补肾益精，调养冲任。

自拟方：菟丝子 10g，枸杞 12g，紫石英（先煎）30g，紫河车粉（吞服）6g，当归 10g，熟地黄 12g，炒白术 12g，炒白芍 12g，川芎 9g，生葛根 30g，桑葚子 10g，夜交藤 30g，合欢皮 12g，炙甘草 6g，红枣 20g。14 剂。

检查：生殖免疫全套（ASAB、EMAB、AOAB、AZPAB、ANA、ACA）+TORCH 全套（单纯疱疹病毒、风疹病毒、弓形虫病毒、巨细胞病毒）；支原体、衣原体、淋球菌培养；嘱男方精液检测。

2015 年 11 月 30 日二诊：末次月经 7 月 26 日，经阻四月未行，带下适量，色白，未见拉丝白带，偶感小腹隐痛，夜寐欠安易醒，纳可，二便畅。阴超：内膜厚度：3.7mm，左卵巢未探及，右卵巢偏小（8mm×23mm×24mm），未见明显卵泡回声。舌质淡红，苔薄白，脉细数尺沉。辨证同前，继予滋补肝肾、调理冲任、养血安神。生殖免疫全套：阴性；TORCH 全套：正常；支衣淋培养：阴性；男方精液检查正常。

自拟方：四物汤加菟丝子 10g，枸杞 10g，桑椹子 10g，生葛根 30g，紫石英（先煎）30g，紫河车粉（吞服）6g，夜交藤 30g，合欢皮 12g，天门冬 12g，鹿角片（先煎）9g，淫羊藿 15g，陈皮 6g，炙甘草 6g，红枣 20g。14 剂。

2015 年 12 月 14 日三诊：末次月经 7 月 26 日，经阻四月未行，现偶有小腹隐痛，夜寐已安，二便畅，纳可。舌质淡红，苔薄，脉细尺沉。

自拟方：前方加川楝子 10g。10 剂。

外用方：骆氏腹敷Ⅲ号，4 次。

2015 年 12 月 22 日四诊：末次月经 12 月 16 日，经阻 4 月半而行，经水量中等，色淡红，无血块，无腹痛，有轻微腰酸，6 天净，现胃纳可，夜寐转安，二便畅。舌质淡红，苔薄，脉细尺沉。

自拟方：党参 12g，黄芪 12g，菟丝子 10g，枸杞 12g，紫石英（先煎）30g，紫河车粉 6g（吞服），当归 10g，熟地黄 12g，炒白芍 12g，川芎 9g，生葛根 30g，桑椹子 10g，炙甘草 6g，红枣 20g。7 剂。

外用方：骆氏腹敷Ⅲ号，4 次。

患者经中药调治后，周期趋于正常。经期以调畅为主，予以理气活血之品。连续中药以及腹敷治疗后一年余，患者终得孕育。

按语： 本患者产劳所伤，月事经闭阻，性激素查得卵巢分泌雌激素水平降低和垂体促性腺激素水平升高，B 超查得双卵巢偏小，可诊断为卵巢早衰。中医无卵巢早衰的病名，傅山称之为"年未老经水断"，曰："有年未至七七而经水先断者。"从其症状来看，多包涵于"月经后期""不孕症"等范畴，但据其发病特点，与历代医所记载的"血枯"似较相合拍。治疗初期先予以滋补肝肾，养阴安神。后根据周期治疗，予以温肾活血通络，调养冲任，使月经可以按期来潮。

闭经是卵巢早衰的主要症状，也是促使患者前来就诊的主要原因。有的患者在闭经之前已经有月经稀发的表现，但往往未能引起足够的重视。肾虚精亏，是本病发病的重要病机，瘀血阻滞经脉虽不是本病发病的主要病机，但对本病的发生起着不可忽视的促进作用，也是本病产生的一个重要的病机环节。本病以肾虚为本，瘀血为标，虚多实少，形成了卵巢早衰的病机特点。

张景岳在针对此病的治疗方面有极为深刻的警示："血枯，欲其不枯，无如养营；欲以通之，无如充之，但使雪消则春水自来，血盈则经脉自至，源泉滚滚，又孰有能阻之者奈何。今之为治者，不论有滞无滞，多兼开导之药，其有甚者，则专以桃仁、红花之类，通利之事。岂知血滞者可通，血枯者不可通也。血既枯矣，而复通之，则枯者愈枯，其与榨干汁者何异，为不知枯字之义耳，为害不小，无或蹈此弊也。"寓通于补，补以通之，应是治疗本病的一条基本原则。故将补肾填精和活血通络并用，并予以具有活血化瘀、益肾通络功效的骆氏腹敷Ⅲ号方外用，内外同治，通补兼施，以提高疗效，缩短疗程。

病案二： 陈某，女，25 岁，初诊日期：2012 年 5 月 15 日。

主诉：结婚一年，未避孕未孕。

现病史：平素月经后期，时常数月一行，量色正常，无腹痛，6～7天净。曾西药人工周期治疗。末次月经5月7日（药物诱经），经前乳胀明显，经行则月经量少，轻微腰酸，7天可净。来诊时带下清稀，无阴痒，胃纳可，夜寐欠安，大便日行，质略溏。平素工作压力偏大，时有烦躁易怒。舌质偏红，苔薄白。脉弦略细。

辅助检查：阴超示子宫未见明显异常（子宫内膜双层厚度5.5mm）、双卵巢多囊结构。

中医诊断：月经后期（肝气郁滞，脾肾不足证）。

西医诊断：多囊卵巢综合征。

治法：疏肝理气，健脾补肾。

自拟方：逍遥丸加生地12g，枸杞12g，菟丝子10g，女贞子15g，覆盆子10g，紫石英（先煎）30g，紫河车粉（吞服）6g，川芎9g，合欢皮15，红枣20g。10剂。

外用方：骆氏腹敷Ⅲ号方，2次。

检查：生殖免疫全套+TORCH全套、支原体、衣原体、淋球菌培养、男方精液检测。

2012年5月28日二诊：末次月经5月7日（药物诱经），经水量少，色红，无血块，伴有脐周绞痛以及轻微腰酸，7天净。至今未见蛋清样白带，带下量少，色白，无阴痒，大便量少，质稀，每日2次，胃纳一般，夜寐欠安。舌质偏红，苔薄，脉弦细。生殖免疫抗体全套：阴性；TORCH全套：正常；支原体、衣原体、淋球菌培养：阴性；男方精液检查正常。

自拟方：逍遥丸加党参15g，生黄芪15g，白扁豆10g，广木香6g，枸杞12g，菟丝子10g，生葛根30g，紫石英（先煎）30g，紫河车粉（吞服）6g，鹿角片（先煎）9g，合欢皮15g，夜交藤30g，红枣20g。14剂。

2012年6月18日三诊：末次月经5月7日（药物诱经）。至今未见蛋清样白带，无胸腹胀，带下适量，色白，无阴痒，大便稀薄，2次/日，胃纳一般，烦躁好转，夜寐转安。舌质偏红，苔薄，脉弦数。

今日测尿 HCG：阴性。阴超：子宫内膜线厚 5mm，双侧卵巢均见较多小卵泡（十余枚），左右最大一枚分别为 5mm×5mm×5mm 及 5 mm×6 mm×7mm。

自拟方：当归 10g，炒白术 12g，炒白芍 12g，党参 15g，生黄芪 15g，白扁豆 10g，广木香 6g，枸杞 12g，菟丝子 10g，生葛根 30g，紫石英（先煎）30g，紫河车粉（吞服）6g，鹿角片（先煎）9g，胆南星 9g，炙甘草 6g，红枣 20g。14 剂。

2012 年 7 月 3 日四诊：末次月经 5 月 7 日（药物诱经），胃纳可，夜寐安，大便 1～2 次 / 日，质偏溏，今日见拉丝白带，舌质偏红，苔薄，脉弦数。

今日阴超：①子宫内膜厚度：8.6mm；②左卵巢内可见卵泡大小 18 mm×18 mm×16mm。

自拟方：黄芪 15g，当归 9g，丹参 30g，川芎 9g，地龙 9g，皂角刺 15g，夏枯草 30g，冰球子 9g，制首乌 15g，黄精 15g，菟丝子 10g，紫石英（先煎）30g，紫河车粉（吞服）6g，石楠叶 15g，三棱 6g，莪术 6g。7 剂。

外用方：针刺促排卵疗法，1 次。

对于多囊卵巢综合征，骆氏在拟方中常选用象贝母、夏枯草、皂角刺、冰球子、胆南星等化痰软坚；三棱、莪术、当归、红花等活血通络散结，使痰化瘀散，气血流畅，津液输布于五脏六腑、奇经八脉而病蠲奏效。

历经逾三月中药治疗，患者月经自行来潮，辨证同前，加强活血通络促排。按照周期疗法，该患者继续中药及针灸治疗，并于末次月经 2013 年 3 月 12 日后受孕，12 月足月剖宫产下一健康女婴。

按语：本患者既往无孕产史，月经后期，数月一行，结合舌脉，辨证属于肝气郁滞，脾肾不足证。平素夜寐欠安且烦躁易怒，行经有明显乳胀，为肝气郁滞，月经过期未行，为肾气受损，血海闭塞，故先从肝肾论治，疏肝同时补充肾中精气，选用逍遥丸加入补肾填精、养血活血等作用的药物。辅以化痰散结活血通络。待气血得以舒畅，予以相对大量的活血化瘀通经药多能使子宫内膜剥脱，月经来潮。治疗期间结合 B 超检查可见优势卵泡出现。经间期可见蛋清样白带出现，遂于排卵期加入针灸促排卵。在运用针刺调经法时，若行针时运用补的手法，可促进卵泡的生长发育和子宫内膜的增长。行针时运用泻法可促使卵泡顺利排出。同时，针灸调经法能较好地维持黄体功能，并有良好的调经作用，从而达到助孕的目的，且无明显不良反应[7]。

病案三：鲁某，女，29 岁，初诊时间：2011 年 10 月 7 日。

主诉：患者结婚两年，未避孕未受孕。

现病史：患者婚前人流两次，既往月经不规律，40～60 日一至，量色正常，无腹痛，6～7 天净。经前乳胀，自婚后经水稀发更甚，时常数月不行。婚后未避孕，至今未受孕。末次月经：10 月 1 日，经水量偏少，色暗红，夹血块，伴有腹痛，6 天净。现易口干，带下无异常，胃纳可，夜寐安，二便畅，舌质暗红，苔薄微腻，脉弦涩尺脉沉。2011 年 5 月外院 HSG 示：双侧输卵管通畅。

中医诊断：月经后期（气滞痰瘀，冲任失调）。

西医诊断：排卵障碍性不孕症。

治则：行气化痰，活血化瘀，补肾调冲。

自拟方：柴胡 6g，广郁金 12g，制香附 10g，石菖蒲 10g，胆南星 9g，炒当归 10g，熟地黄 12g，丹参 30g，炒川芎 9g，制首乌 15g，枸杞 12g，紫石英（先煎）30g，紫河车粉（吞服）6g，菟丝子 12g，天冬 12g，生甘草 6g，红枣 20g。10 剂。

外用方：骆氏腹敷Ⅲ号方，4 次。

检查：生殖免疫全套 +TORCH 全套、支原体、衣原体、淋球菌培养、男方精液检测。

2011 年 10 月 17 日二诊：末次月经 10 月 1 日，经水量偏少，色暗红，夹血块，伴有腹痛，6 天净。现易口干，胃纳可，夜寐安，二便畅，舌质偏红，苔薄白，脉弦涩尺沉。继续予以化痰通络。生殖免疫全套：阴性；TORCH 全套：正常；支原体、衣原体、淋球菌培养：阴性；男方精液检查正常。

自拟方：柴胡 6g，广郁金 12g，丹参 10g，川芎 6g，地龙 10g，三棱 9g，莪术 9g，石菖蒲 10g，石楠叶 15g，当归 10g，熟地黄 12g，枸杞子 12g，紫石英（先煎）30g，紫河车粉（吞服）6g，鹿角片（先煎）9g，菟丝子 12g，生甘草 6g，红枣 20g。14 剂。

2011 年 11 月 5 日三诊：末次月经 10 月 1 日，11 月 3～4 日自测尿 LH：阳性，并伴小腹微作胀，无胸腹胀，余无不适，胃纳可，夜寐安，二便畅。舌质红略暗，苔薄白，脉弦略涩、尺脉沉。

自拟方：生黄芪 15g，当归 10g，丹参 15g，川芎 6g，柴胡 6g，广郁金 12g，制香附 10g，菟丝子 10g，紫石英（先煎）30g，淫羊藿 15g，石楠叶 15g，鹿角片（先煎）9g，炙甘草 6g，红枣 20g。10 剂。

2011 年 11 月 19 日四诊：末次月经 11 月 18 日，时值第二天，经水量中，色暗红，夹少许血块，腹痛较既往减轻，胃纳可，夜寐安，二便畅。舌质红偏暗，苔薄，脉弦略涩尺脉沉。

测性激素：FSH：5.59mIU/L LH：4.2mIU/L，E2：12pmol/L，P：3.4nmol/L，T：0.7nmol/L，PRL：319nmol/L。

自拟方：当归 10g，丹参 30g，川芎 9g，柴胡 6g，广郁金 12g，三棱 9g，莪术 9g，川牛膝 9g，红花 5g，益母草 30g，生蒲黄（包煎）10g，炙甘草 6g，大枣 20g。7 剂。

此后按周期根据患者症状随症调整用药，半年后患者月经周期基本在 30～40 日一至，量色正常，并于 2012 年 4 月 25 日末次月经后受孕，随访 2013 年 1 月顺产一男婴。

按语：本患者产劳所伤，月经失调直至闭经，症状及舌苔脉象皆属于痰瘀阻滞胞宫，肾亏冲任失调之象。血行瘀滞，致痰瘀相杂，若瘀血内存，气机受阻，升降失调，影响津液输布代谢。且痰浊为有形之邪，又能阻滞脉络，加重血瘀，以致气血运行不畅，致痰瘀互结为病。妇人若调摄不当，痰饮和瘀血留滞胞宫、冲任、胞脉。则痰瘀互生，而冲任失畅，胞宫、胞脉功能失调，故治疗早期予燥湿化痰，行气活血，补肾调冲之法。随后按照中医周期调理疗法，适时予以疏肝理气，活血通络之品，以推动气血生化运行，使月事准时下。治疗期间在原有中药汤剂基础上结合骆氏腹敷，调理胞宫及月经，血海补血，行气化痰，活血化瘀，使肝脾肾与冲任诸脉气血调和，摄精成孕。

病案四：王某，女，31 岁，初诊时间：2015 年 3 月 21 日。

主诉：结婚 6 年未育。

现病史：患者结婚 6 年，停止避孕两年，未受孕，性生活正常，无流产史。既往月经 3～4 月一至，经水量色正常，无腹痛，6～7 天净，经前乳胀。末次月经：2014 年 5 月底，经阻十月未行，纳可，易乏力，腰酸，夜寐尚安，二便畅，舌质淡红，苔薄微腻，脉细。近年体重增 30 余斤，曾予外院多次促排治疗未受孕。

阴超：①子宫内膜线厚度 4.5mm；②左右卵巢内最大卵泡大小为 6mm×7mm×7mm 及 7mm×7mm×7mm。

性激素：FSH：6.3mIU/L，LH：17.32mIU /L，E_2 42.77pmol/L，P：1.15nmol/L，T：0.79nmol/L，PRL：284.90nmol/L。

中医诊断：原发不孕（痰湿内阻，脾肾两虚）；闭经（痰湿内阻，脾肾两虚）。

西医诊断：原发性不孕。

治则：燥湿化痰，健脾益肾。

自拟方：苍附导痰汤加柴胡 6g，郁金 12g，黄芩 9g，党参 10g，白术 9g，茯苓 15g，枸杞 12g，菟丝子 10g，紫石英 30g，淫羊藿 15g，大枣 20g，紫河车粉（吞服）6g。7 剂。

外用方：骆氏腹敷Ⅲ方，2 次。

实验室检查：①生殖免疫全套 +TORCH 全套；②支原体、衣原体、淋球菌培养；③男方精液检测。

2015 年 3 月 28 日二诊：末次月经 2014 年 5 月底，经水闭阻未行，偶有小腹隐痛，伴腰酸，无乳胀，胃纳可，二便畅，夜寐尚安。舌质偏红，苔薄微腻，脉细滑。生殖免疫全套：阴性；TORCH全套：正常；支原体、衣原体、淋球菌培养：阴性；男方精液检查：正常。

处方：苍附导痰汤加柴胡6g，郁金12g，党参10g，白术9g，茯苓15g，枸杞12g，菟丝子10g，紫石英30g，淫羊藿15g，大枣20g，紫河车粉（吞服）6g，石楠叶15g，杜仲10g。14剂。

2015年4月13日三诊：末次月经2014年5月底，至今见明显拉丝白带，未避孕，轻微乳胀，纳可，寐安，二便畅，舌质淡红，苔薄，脉细滑。

自拟方：当归10g，川芎6g，熟地黄12g，炒白芍10g，柴胡6g，郁金12g，制香附9g，菟丝子10g，淫羊藿15g，石楠叶15g，桑寄生10g，续断10g，炙甘草6g，大枣20g，紫河车粉（吞服）6g。10剂。

2015年4月25日四诊：今日经水来潮，经水量偏多，色红，夹血块，无腹痛，纳可，寐安，二便畅。舌质淡红，苔薄，脉细。时值经期，予以活血化瘀通经。

自拟方：当归10g，丹参30g，川芎9g，柴胡6g，郁金12g，三棱9g，莪术9g，川牛膝9g，红花5g，益母草30g，生蒲黄（包煎）10g，炙甘草6g，大枣20g。10剂。

此后按月经周期的变化，根据患者症状随症调整用药，半年后患者月经周期基本规律，常30～40日一至，量色正常，体重渐减，并于2016年4月13日末次月经后受孕，随访2017年1月顺产一男婴。

按语：患者既往无孕产史，素体脾虚，运化失职，日久生痰，形体肥胖，痰湿逐渐壅盛，冲任被阻，月经闭阻，更不能摄精成孕。脾胃为后天之本，肾为先天之本，方中用苍附导痰汤化痰消滞，四君子汤补气健脾，同时加用紫石英温肾暖宫，紫河车补肾填精，全方以燥湿化痰，补肾健脾调冲为主，痰湿渐去，经调而受孕。

参考文献

［1］姜薇.排卵障碍性不孕的发病机制及治疗进展［J］.光明中医，2014，29（12）：2686-2688.

［2］隋晓东，曲秀芬，周微，等.排卵障碍性不孕的中医药治疗进展［J］.光明中医，2012，27（12）：2617-2618.

［3］骆春.骆氏治疗原发不孕症经验［J］.江西中医药，2002，33（4）：5-6.

［4］陈冠妏，施艳秋等.排卵功能障碍性不孕中医治疗进展［J］.江西中医药学院报，2009，21（6）：84-86.

［5］庞保珍，庞清洋，庞慧卿，等.排卵障碍性不孕辨治体会［J］.中国中医药信息杂志，2011，18（1）：94-95.

［6］张梅.排卵障碍性不孕中医机理及中西医结合治疗的研究进展［J］.甘肃中医，2007，20（7）：70-71.

［7］毛恩平，周惠芳.排卵功能障碍性不孕中医治疗概况［J］.辽宁中医药大学学报，2009，11（1）：72-74.

五、宫颈炎性不孕不育症

1. 概述

（1）现代医学对宫颈炎引发不孕症的认识：慢性宫颈炎是一种常见的生殖道炎症性疾病，也是常见的妇科疾病之一，一般好发于20～40岁的育龄期女性，目前认为临床普遍慢性宫颈炎多由急性宫颈炎治疗不彻底，迁延不愈，而转为慢性炎症，但是，在临床上也有的部分患者无急性宫颈炎症状，最初表现为慢性宫颈炎。其病原体主要为葡萄球菌、链球菌、大肠埃希菌及厌氧菌，另外临床常见的病原体还有性传播疾病的病原体，如淋病奈瑟菌、沙眼支、衣原体。慢性宫颈炎的主要症状是阴道分泌物增多，分泌物多为乳白色黏液状，或者是淡黄色脓性，伴有息肉形成时易有血性白带或性交后出血，由于患者因不同病原体、炎症程度不同，临床症状略有不同，故使分泌物的量、颜色、性质和气味有所差异。当炎症沿宫骶韧带扩散到盆腔时，可表现出腰骶部疼痛、盆腔部下坠痛等症状。临床中可见部分患者持续性宫颈炎，一方面可能临床大量长期应用抗菌药物或者临床常采用经验用药而非根据病原体药敏试验选药导致耐药菌株出现。另一方面，部分患者经药物治疗后虽然病原体转阴，但由于宫颈柱状上皮异位面不能及时修复，仍然表现阴道分泌物异常或接触性出血等，呈持续性宫颈炎表现。对于抗生素过于依赖而产生的此类问题，正是中医药体现的优势和特色的地方。

宫颈炎虽然是妇科门诊常见病，也可以造成严重的并发症——不孕症。宫颈炎患者宫颈分泌物会比以前明显增多，并且质地黏稠，黏稠的分泌物使得精子难以通过，由于含有大量白细胞，当精子通过子宫颈时，炎症环境会降低精子的活力，炎症细胞会吞噬大量的精子，剩下的部分精子还要被细菌及其毒素破坏，使精子产生较强的凝集作用，精子丧失活力，降低精子活动度。因此可引起部分患者不孕，因此在临床应鼓励患者积极治疗，引起足够的重视。其中，支原体感染也是非常重要的一部分，文献研究发现，不孕症患者的支原体感染率明显高于对照组[1-2]，解脲支原体是泌尿生殖系统感染的主要支原体，一方面由于支原体感染分解尿素产生的 NH 破坏阴道的弱酸性环境，增加其他病原菌黏附定植、感染的机会而有损于精子成活；另一方面可致黏膜细胞充血水肿、坏死，炎症渗出，阻碍输卵管纤毛运动，严重可导致输卵管阻塞，破坏精卵结合[3]。研究表明，解脲支原体代谢可产生 IgA 蛋白酶、尿素酶、磷脂酶 A 及多带抗原蛋白等物质，其中 IgA 蛋白酶能破坏泌尿生殖道黏膜；尿素酶可分解尿素产生氨，产生细胞毒害作用；多带抗原蛋白参与细胞的黏附、侵入等[4]，三者均可以诱发免疫功能的损伤，损伤子宫内膜及输卵管的功能，导致流产或不孕等。

（2）传统中医学对该病相关描述和认识：妇科宫颈炎在中医并没有相对应的病名，根据其临床表现可归属于中医学中"带下病"的范畴。"带下"一词首次提到是在《内经》中，《素问·骨空论》中曰："任脉为病，男子内结七疝，女子带下瘕聚。"而"带下病"之名，首见于《诸病源候论》。《金匮要略心典》说："带下者，带脉之下，古人列经脉为病，凡三十六种，皆谓之带下病，非今人所谓赤白带下也。"根据以上描述可见，古人将带下分为广义、狭义之分，广义带下泛指妇产科疾病而言，由于这些疾病都发生在带脉之下，故称为"带下"，狭义带下包括生理性带下和病理性带下。汉代的司马迁《史记·扁鹊仓公列传》中记载："扁鹊名闻天下，过邯郸，闻贵妇人，即为带下医"。称扁鹊为带下医，由此可认为"带下"指当时的妇产科疾病。

2. 病因病机

（1）历代医家在疾病理论上的突破：对于带下病的认识，历代医家根据所学和临床经验的积累，对带下病认识逐渐深化，在理论上有很大的突破。如《诸病源候论》对病因病机提出病因为六淫七情劳伤，病机为冲任带经络损伤，发病部位在阴中，并备有专药、专方。金元四大家在中医学理论上的突破更为突出，对于带下病病因病机的归纳，刘完素、张子和认为其病因多为湿热，治则以清热攻邪之法为主；朱丹溪则提出痰的观点，治疗在清利湿热基础上，兼治痰；李东垣侧重补脾为大法，认为带下病多与脾胃虚弱有关，治则以升阳补脾法为主；这些丰富宝贵的理论和治疗经验对后世治疗带下病具有重要意义。《妇人大全良方》曰："凡妇人有白带是第一病"，妇人以血为用，故此治疗的根本在于治血，方药以四物汤为基础进行加减治疗，养血补血以止带。到了明清时期，中医大家中更注重"诸带不离乎湿"的观念，《傅青主女科》中提及"夫带下俱是湿病"，阐述本病的病因病机主要为湿邪致病，王孟英提到"虚寒较少，故天士治带，必以黄柏为佐也"，可见其认同清热燥湿止带的学术观点。

（2）现代中西医合璧：近代随着西方医学传入，也逐渐接受妇科检查技术。直至现代带下的范围涵括盆腔炎、宫颈炎、阴道炎等现代疾病。现代名老中医对带下病因病机、辨证分型与论治，多在古代名医基础上延续前人理论学说，如遵清代傅山治五色带下之法论治。然而现代名老中医在认识上辨证分型上更为完善，认为带下即为湿病，治带即治湿，湿有内湿与外湿之分，内湿是由脏腑功能失调而产生，外湿又多由湿邪入侵，流注下焦，任带失约而致。带下病的病机主要责之于脾、肾、肝，以及外湿、湿毒秽浊等。或因脾气受损，脾运失常，水谷精微及津液失于输布反聚为湿，湿浊下注任、带失约而成；或肾阳不足，下元亏损，带脉失约，任脉不固，精液滑脱不能固摄而成；或肝气郁滞，肝气失于条达，阻碍脾运，湿浊下注而成；或久居阴湿之地，或湿毒秽浊内侵，损伤冲任之脉而成。然病因之关键乃水湿之邪，必致冲任损伤，带脉失约。对带下病证治疗，现代医家比较一致认同的是：尤其强调从白带的质、量、色、状，以及气味来分析，认为临床虚实相杂者多，全实者少，全虚者亦不多。治疗应着眼于湿，调治应注重以脾、肾、肝为主，必须兼顾冲、任、带脉。临证用药，现代医家多主张以内服药物为主，同时提倡酌加外用熏洗药、外涂药剂，内服与外用相结合，缩短疗程。辨病、辨证论治，中药、针灸兼可施行，取其多点、多效、联合取效。但若久治不愈，则应进一步检查，以排除器质性的病因。

3. 内外兼治法

妇科宫颈炎症属于妇科临床常见病症，多指中医的带下病，具有较高的临床患病率和复发率，正如俗语"十女九带"所言，该病病情缠绵，愈合较慢，常常伴随着月经周期的延长、经期不规则出血，可致不孕症、妊娠宫内感染、胎膜早破等病症，若得不到及时治疗，疾病迁延难愈，严重影响女性的身心健康。骆氏妇科在学习历代医家古人学术思想和传承总结前辈经验基础上，认为该病是由于湿热下注蕴结成毒导致的带下湿邪之疾患，多因女子房事不洁，或者外力损伤，感染湿邪淫毒，导致邪流下注，从而伤及带脉、任脉，久之导致患者出现肝郁脾虚之象；脾虚失运，水谷不化，湿浊下注，促使白带下注，腐浊内生，若夹杂热邪，则出现黄带现象。湿热邪毒久居则出现蚀血败肉之象，导致宫颈腐浊糜烂，气血湿毒下侵，气血瘀滞而导致血行不畅，气机瘀滞，血瘀而腐，气滞则肝郁，致宫颈炎发病。故本病主要从湿热、脾虚、肾虚、肝郁治疗，是仅次于月经病的妇科常见病。

中医外治法历史悠久，中药研粉外治是治疗妇科宫颈炎症的主要外治方法，首见于张仲景所著的《金匮要略妇人杂病脉证并治篇》，记载着以蛇床子散坐浴治疗妇人阴寒，起到温阴中之功效，而对于湿热带下之疾，可通过矾石丸研粉纳阴中以起到清热除湿之功效。由于女性宫颈特殊的解剖位置及女性特有的生理特点，中医外治法治疗妇科宫颈疾病具有重要的意义。中药研粉可有效发挥中药的有效成分，更利于患处的治疗，随着历代的研究发展，中药外治法治疗宫颈炎症取得了较好的临床疗效，不良反应较小。

骆氏对顽固性宫颈糜烂者，除了口服中药汤剂外，结合局部治疗病损宫颈，促进局部组织的再生，内外同治，临床上具有良好的治疗效果。2004年起骆氏对顽固性宫颈糜烂坚持运用自制外用方将中药粉剂喷敷于病损宫颈，疗效明显。为了简化操作，两年后骆氏又从二种治疗其他溃疡、烫伤性病症的中成药制剂（西瓜霜和康复新液）的药物组成和功效中得到启示，桂林西瓜霜临床上主要用于治疗口腔咽喉炎症、口腔溃疡等黏膜病变，药物组成有黄芩、西瓜霜、黄柏、黄连、梅片、青黛、大黄、冰片、山豆根、硼砂、薄荷脑、甘草、贝母等，具有消炎止痛、清热解毒、收敛祛腐等功效。康复新液具有通利血脉、养阴生肌的作用。骆氏根据中医"异病同治"的原则，突破传统，发扬创新，喷敷于病损宫颈，特别是对未孕育患者具有操作简便、无创伤、低价格、疗效佳的优势。

从治疗带下病的手段来看，目前现代医学多采用全身抗炎和（或）局部抗炎，此法虽能暂时杀灭细菌或寄生虫，但常引起生殖系统菌群失调而致久治难愈的生殖系统炎症，如何既能有效杀菌又能维持体内正常菌群比例是现代医学防治带下病的关键。此外现代医学对非生殖器炎症所致者（称为非炎性带下病）疗效甚微。基于以上，现状骆氏妇科运用中医药特有的优势和特色，在结合现代医学的理论，将中西医有机结合，在常规、足量、合理使用抗生素的同时，发挥中医药的优势，运用中药汤剂口服及宫颈局部治疗，一方面，注重清利湿热驱邪以达到抑菌消炎的作用，如现代医学证明以黄柏、苦参为君药治疗，清热利湿，解毒杀虫，使女性生殖道耐药性支原体感染 UU 转阴；另一方面，以扶正的理论贯彻疾病的始末，养血补血以扶正气，健脾补肾，例如重用白术、山药、当归等，充分重视"女子以血为先天之本",达到提高脏腑功能,驱邪外出;改善女性生殖道支原体感染 UU 耐药性。尽管在带下病的诊治研究中,中医取得了可喜的进展,但仍存在许多问题,还需要临床医家共同努力!

4. 典型医案

病案一:陆某,女,30 岁,已婚。初诊日期:2008 年 6 月 7 日。

主诉:带下量多一年。

现病史:患者结婚五年未育,婚后一年有二次人流史。现停止避孕三年余,未见受孕。平素月经尚准,经水量色均可,无明显腹痛,6 天净。经期一周乳房胀痛。2007 年 1 月 16 日于上海市级妇产科专科医院作 HSG:子宫腔正常,双输卵管通而极不畅。患者近一年来时感带下量多,色黄绿如脓,有气秽,轻度阴痒,劳累后加剧。2008 年 2 月 16 日仍于该院做阴道镜检查示:慢性宫颈炎,重度糜烂。妇检:外阴(-),阴道畅,阴道分泌物量多、色黄、质稠,宫颈重度糜烂。舌质偏红,苔薄黄腻,脉细弦滑数。白带常规:白细胞(++),脓细胞(+);霉菌:未见;滴虫:未见。

中医诊断:①绪断;②带下病;③盆腔炎性疾病。

西医诊断:①继发不孕;②宫颈炎;③输卵管通而极不畅。

辨证:肝经湿热下注,湿热蕴结胞脉。

内治:清利肝经湿热,祛瘀软坚通络。

自拟方:柴胡 6g,郁金 12g,茵陈 30g,炒栀子 10g,黄柏 10g,车前子(包煎)30g,炒当归 10g,赤芍 12g,穿山甲粉(吞服)6g,地龙干 10g,三棱 9g,莪术 9g,冰球子 10g,夏枯草 30g,红枣 20g,生草 6g。7 剂。

外治:清热利湿,祛腐生新。先用爱宝疗液外敷糜烂宫颈,再将爱宝疗栓置于阴道深处进行宫颈局部治疗,每次外敷 5 ～ 10 分钟,一周 2 ～ 3 次,经期停止宫颈局部治疗。另予腹敷穴位治疗。

治疗一月后带下量减、色白,气秽及阴痒均瘥,无腹痛及腰酸等症状,经期准,经水量、色均可,6 天净。舌质偏红,苔薄,脉细小弦。

妇检：外阴（－），阴道畅，阴道分泌物量中、色白、质稀，宫颈中糜。白带常规：白细胞（＋），脓细胞阴性。宫颈刮片：Ⅰ级。

改用康复新液和西瓜霜喷雾剂，清热消炎，祛瘀生新，促进黏膜生长。

治疗三月后，带下已少，色白，无气秽，阴痒止。舌质淡红，苔薄，脉细小弦。白带常规：白细胞：少许，脓细胞：阴性。妇检：外阴（－），阴道畅，阴道分泌物量少、色清，宫颈轻糜。同法继续治疗一月，检查见宫颈已光滑而停止局部治疗。

2009 年 2 月 23 日我院复查子宫、输卵管碘佛醇造影：子宫、输卵管造影未见明显异常。

末次月经 2009 年 4 月 15 日后受孕，于 2010 年 1 月 13 日足月剖宫产下一健康女婴，体重 5 斤 8 两。

按语： 傅青主曰"夫带下俱是湿证""夫青带乃肝经之湿热""夫黄带乃任脉之湿热也"；《诸病源候论》有"夹疾无子""带下无子"之说。故须治带防治不孕。本案患者既有肝经之湿热，又有任脉之蕴热。

肝郁脾虚，痰气交阻，兼夹血瘀胞络。基于"治病先祛邪，邪去正自安"的思想，在治疗初期，抓住病机，急以祛邪为主，为治不孕扫除障碍，打好基础。在内治方中用柴胡、郁金以解肝之郁，肝气之郁既解，则湿热难留，又益之以茵陈之利湿，栀子之清热，肝气得清。再合黄柏、车前子必清肾火而湿有去路。外用西瓜霜中黄芩、黄柏、黄连能清热燥湿，泻火解毒，现代医学认为具有广泛抗菌作用；射干、山豆根加强清热解毒之效，冰片、硼砂具有良好清热解毒、防腐生肌之效，对皮肤黏膜起到保护和抑菌作用；薄荷除了消炎还有让皮肤清凉感。因肾与任脉相通以相济，捷肾中之火，即解任脉之热，而黄绿之带又何自来？又因患者重度宫颈糜烂和输卵管瘀阻集患于一身，故须整体与局部相结合，对该患者进行三管齐下，对宫颈局部敷以清热消炎，祛瘀生新，促进黏膜生长之剂，使内外同治相得益彰，以奏捷效。

目前宫颈炎的西医治疗一直以物理疗法为主。在排除宫颈上皮内瘤变以及宫颈癌后，进行局部的物理治疗。宫颈物理治疗无论对宫颈炎的根治或对宫颈上皮内新生病灶的预防，由于烧灼范围及深度不易掌握，无一种治疗方式是完全可靠的。物理治疗后常出现阴道分泌物增多、水样排液及阴道不规则出血，还可能引起宫颈管狭窄、粘连甚至不孕等副作用。单纯的中药或中西医结合治疗本病能很好地处理上述问题。现在"内外合治"是中医药治疗宫颈病变的重要方式，但中医药在治疗上需坚守"治未病"意识，采取规范的诊疗措施，充分利用现代医学细胞学、病理学方法检验和排除宫颈癌前病变及癌变，与中药内服外治有机结合，扬长避短，创造出更为完美的治疗方法，进一步提高慢性宫颈炎的治疗效果。

病案二：李某，女，25 岁，已婚。初诊日期：2011 年 6 月 13 日。

主诉：带下量多伴经间出血半年。

现病史：患者 2010 年 10 月无明显诱因下出现带下量多、色黄、质浓稠，偶有阴痒，于月经干净一周后出现阴道少量出血，由咖啡色逐渐转为红色，且阴血量逐渐增多，持续 8 天或直到下次月经来潮。2010 年 10 月 6 日于松江妇保院行阴道镜检查：原始鳞状上皮、柱状上皮转化区糜烂三度。平素月经期准，经量中等，色红，夹有血块，伴有轻微腹痛，7 天净。平素带下量多，色黄，偶有瘙痒，无气味，lmp：6 月 3 ～ 9 日，经行情况如前所述，6 月 11 日始见阴道少量出血、色红，持续至今。无腹痛，胃纳可，夜寐佳，二便畅，舌质偏红，苔薄腻，脉细。

相关辅助检查：本院阴超：宫体未见明显占位灶，宫颈多发性小囊肿，双侧卵巢未见明显异常回声，盆腔少量积液 10mm×17mm；妇检：外阴（－），阴道畅，阴道分泌物量中、色白，宫颈重度糜烂。

辨证：湿热下注，热迫血行。

内治：清利湿热，凉血止血。

自拟方：黄柏炭 10g，大蓟炭 10g，小蓟炭 10g，鹿含草 15g，白茅根 15g，女贞子 15g，墨旱莲 15g，枸杞子 12g，紫石英 30g，菟丝子 10g，葛根 30g，海螵蛸 10g，炙甘草 6g，大枣 20g。7 剂。

经过两个月的治疗，已无经间出血，白带量中等、色白，无明显气味，外阴无瘙痒。予衣原体、支原体、淋球菌培养。

8 月 10 日复诊：本院查解脲脲原体阳性、人型支原体阴性、淋球菌阴性、衣原体阴性，已无经间出血，白带量中等、色白，无明显气味，外阴无瘙痒。舌质淡红、边有齿痕，苔薄腻，脉细。

辨证：肝郁化热，湿热下注。

内治：养血柔肝，行气活血，清利湿热。

自拟方：当归 10g，丹参 15g，生蒲黄（包煎）30g，五灵脂 10g，黄柏 10g，椿根皮 12g，土茯苓 30g，薏苡仁 30g，苦参 10g，贯众 9g，仙鹤草 15g，生甘草 6g，大枣 20g。口服 1 个月，每日 1 剂。

盐酸多西环素肠溶胶囊 0.1，bid，po，连服 14 天。

经过 1 个月综合治疗二诊：未见经间期出血，白带量仍多、色白纳可，夜寐安，二便畅，舌质淡红，边有齿痕，苔薄腻，脉细小弦。

辅助检查：本院查解脲脲原体阳性、人型支原体阴性，继续目前中药口服，盐酸多西环素肠溶胶囊 0.1×10×2 盒，每次 0.1g，bid，po，连服 7 天。

12 月 12 日复诊：支原体感染复查 3 次转阴性，lmp：11 月 29 日经量适中，色红夹有血块，小腹作痛伴腿酸，7 天净；12 月 9 日至松江妇保院行 HSG 检查：子宫正常，双输卵管通畅，现无阴道出血，纳可，夜寐安，二便畅，舌质淡红，边有齿痕，苔薄腻，脉细小弦。

辨证：肝郁化热，湿热下注。

内治：养血柔肝，行气活血，清利湿热。

自拟方：八珍汤加女贞子 15g，墨旱莲 15g，仙鹤草 15g，红藤 20g，败酱草 30g，虎杖 15g，黄柏 10g。口服半年。

2012 年 4 月 16 日复诊：lmp：3 月 9 日经期准，经量适中，色红，夹有少量血块，无腹痛，无腰酸，7 天净，3 月 20 ～ 21 日见白带中少许粉红色血丝，

4月3日及4月7日同房未避孕。现乳胀两周，乏力，无不适，纳可，夜寐安，二便调，舌质淡红，苔薄腻，脉细滑。今本院查尿HCG阳性；测血β-HCG：845.21mIv/mL；P：19.4ng/mL。

辨证：胃气不和，胎元不固。

内治：益气养血，补肾安胎。

自拟方：党参15g，黄芪15g，炒白芍12g，炒白术12g，茯苓12g，陈皮6g，南瓜蒂10g，苎麻根15g，葛根30g，淫羊藿12g，石楠叶15g，鹿角霜9g，槲寄生12g，大枣20g。口服半月。

5月2日复诊：孕7周，lmp：3月9日，有少许阴道出血两周，偶有小腹疼痛、腰酸。现轻度恶心，无呕吐，纳可，乳胀，偶有小腹疼痛，无腰酸，夜寐安，二便调，舌质淡红，苔薄腻，脉细滑。4月28日本院测血β-HCG＞10000mIv/mL；P：28.24ng/mL；B超：宫内妊娠，早孕，宫腔内偏右侧可见孕囊回声，大小16mm×11mm×14mm，卵黄囊有。

辨证：胃气不和，胎元不固。

内治：益气养血，补肾安胎，佐以和胃降逆。

自拟方：前方加阿胶（烊化饮服）9g，白及10g，黄连2g，干姜2g

5月16日复诊：停经63天，lmp：3月9日，已无阴道出血。时有轻度恶心，无呕吐，纳可，乳胀，偶有小腹疼痛，无腰酸，夜寐安，二便调，舌质淡红，苔薄腻，脉细滑。

辨证：胃气不和，胎元不固。

内治：益气养血，补肾安胎，佐以和胃降逆。

自拟方：党参15g，黄芪15g，炒白芍12g，炒白术12g，制何首乌15g，黄精15g，南瓜蒂10g，莲房10g，葛根30g，槲寄生12g，菟丝子10g，鹿角霜9g，石楠叶15g，木香6g，陈皮6g，竹茹6g，大枣20g。

日后复诊，未见阴道出血，纳可，夜寐佳，无腹痛，无明显腰酸，予原方继续口服3个月后停药。并随访，于2012年1月3日足月剖宫产下一健康女婴，体重 6 斤 3 两。

按语： 该患者是以经间出血前来就诊，除了宫颈糜烂还存在支原体感染的问题。骆老师在中医理论指导下，将其辨证为肝郁湿热下注。肝为藏血之脏，与冲任血海有关。其性喜条达，主疏泄，主情志。月经的正常来潮，与肝气的条达疏畅，肝血的充足有密切的关系。肝气郁结，冲任二脉疏泄失常，可致经乱，经来断续，先后无定。肝肾在月经周期中发挥重要的作用，经水盈亏满溢是一个动静平衡的过程，调经之法应有经前、经间、经期、经后之别，注重调补肝肾在调整月经周期中的作用。①经后期：此期因经血刚净，阴血去，肾气偏虚，患者常血海空虚，胞宫在肾气作用下要行使"藏精而不泻"之功能，则着重补益肝肾，以固其本，为姻缊之时打下物质基础，为下次行经提供经源，故本期宜补益肝肾或合健脾益气，以补气养血为主。②经间期：此期血海渐盈，肾气渐充，卵泡已趋成熟，应加强温阳助孕之力，加用仙灵脾、石楠叶、鹿角粉、紫石英等温肾助阳药促其顺利排卵。③经前期：为调经佳期，月经不调者着重调经，月经正常者则以滋阴护阳为原则如经前患者肝气偏旺时，治应疏肝理气调经；肝火偏亢者，治应益肾平肝清热。④月经期：则以通经、调经，改善经期症状为主。因此，治疗上一方面重于养血柔肝以调经，另一方面则清利湿热以止带。该患者为解脲支体性宫颈炎，中医学认为，性生殖道感染的主要病机在于湿热内侵，因而治疗本病的首选治则为化湿除癣，清热解毒，在养血柔肝的基础上，加用大量清热化湿药，如土茯苓、茵陈、白花蛇舌草等。现代药理研究清热解毒药能增强抑菌、解毒、提高机体的免疫功能，可以抑制炎症早期的毛细血管通透性增加、渗出及水肿等症状，此外还有解热镇痛、抗过敏、促进肾上腺皮质功能，改善微循环、抑制血小板功能等作用。同时，在治疗中，骆老师主张中西医联合治疗，给予患者最佳、最快捷的治疗方式。在支原体感染的患者治疗上采用中药口服和西药抗生素联合应用，对存在支原体感染的患者行药物敏感试验，给予及时、适度、敏感的抗生素治疗，临床上对存在支原体感染的患者行药物敏感试验，给予及时、适度、敏感的抗生素治疗，以达到临床治愈。另外，在临床中，骆老师发现部分支原体感染的患者在西药治疗转阴性后，仍旧有阴痒的症状，此时，配伍中药治疗可以明显缓解症状，骆氏妇科从肝脾肾着手治疗，祛湿杀虫，标本兼顾，取得明显疗效。同时叮嘱患者治疗期间禁止性生活，并多服用 B 族维生素。

病案三：赵某，女，29 岁，已婚。初诊日期：2014 年 7 月 14 日。

主诉：腹痛伴带下量多两年。

现病史：患者两年来时有腹痛，伴带下量多，色黄，气味淫秽，性交后加重，自行间断服抗生素和清热解毒中成药略有缓解，时好时坏，近来腹痛发作，遂来就诊。平素月经尚准，经水量中等，色红，伴有腹痛，5 天净，经前一周乳房胀痛。lmp：6 月 23 ～ 28 日，患者近来时感带下量多，色黄绿如脓，有气秽，轻度阴痒，时有腹痛，劳累后加重，心情烦躁，饮食不佳，夜寐尚可，小便调，大便略干。舌质偏红，苔薄黄腻，脉细弦滑数。结婚三年未育，2013 年有二次人流史。

妇检：外阴（−），阴道畅，阴道分泌物量多，色黄，质稠，宫体前位，双侧附件增厚压痛。

辅助检查：2014 年 1 月 16 日于上海市级妇产科专科医院作 HSG：子宫腔正常，双输卵管通而不畅。2014 年 2 月 16 日仍于该院做 B 超镜检查示：子宫后壁下段及宫颈口相交处实质性占位——肌瘤（大小 33mm×24mm×32mm），ANA（＋）。白带常规：白细胞（＋＋＋），脓细胞（＋）；霉菌：未见；滴虫：未见。

辨证：肝经湿热下注，湿热蕴结胞脉。

内治：清利肝经湿热，祛瘀软坚通络。

自拟方：柴胡 9g，制香附 15g，川楝子 9g，延胡索 15g，丹参 15g，川芎 9g，桃仁 9g，大血藤 20g，败酱草 30g，虎杖 15g，甘草 6g，大枣 20g，夏枯草 30g，白芍 15g，赤芍 15g，厚朴 10g，地龙 10g。

8 月 30 日二诊：腹痛已略有减轻，白带量减少、色白，lmp：8 月 8 日，延后 10 天，经量适中，色红夹有血块，无腹痛，无腰酸，7 天净。伴小腹胀痛，现乳胀，纳可，夜寐安，小便畅、色黄，大便畅，舌质红，苔薄腻，脉细小弦。

辨证：肝郁化热，湿热下注。

内治：疏肝解郁，清利湿热。

自拟方：柴胡 6g，郁金 12g，制香附 10g，橘核 10g，橘叶 10g，当归 10g，丹参 30g，川芎 9g，黄柏 10g，薏苡仁 30g，土茯苓 30g，葛根 30g，夏枯草 30g，枸杞子 12g，炙甘草 6g，大枣 20g，地龙 10g，茵陈 30g。

11 月 30 日复诊：口服中药 3 个月后，腹痛明显缓解，白带量中等、色白，无明显异味，lmp：10 月 8 日，经量适中、色红夹有血块，小腹作痛，无腰酸，9 天净，带下适量、色白，外阴无瘙痒，情绪尚好，纳可，夜寐安，二便畅，舌质红，苔薄腻，脉细。

辨证：肝郁化热，湿热下注。

内治：疏肝解郁，清利湿热。

自拟方：柴胡 6g，郁金 12g，当归 10g，炒白芍 12g，炒白术 12g，川芎 6g，枸杞子 12g，菟丝子 10g，葛根 30g，续断 10g，炙甘草 6g，大枣 20g，百部 10g，黄柏 10g，土茯苓 30g。

12 月 20 日复诊：lmp：11 月 29 日，经量适中、色红夹有血块，小腹作痛伴腿酸，7 天净；12 月 8 日至松江妇保院行 HSG 检查：子宫正常，双输卵管通畅；12 月 13 ～ 14 日，白带夹有少量血丝；12 月 15 ～ 18 日，阴道出血成暗红色。今少许咖啡色分泌物，无腹痛，纳可，夜寐安，二便畅，舌质红，苔薄腻，脉细小弦。

辨证：肝郁化热，湿热下注。

内治：疏肝解郁，清利湿热，止血。

自拟方：前方加茵陈 30g，黄柏炭 10g，大蓟炭 10g，小蓟炭 10g。

2015 年 1 月 10 日复诊：lmp：12 月 30 日，经量适中、色红夹有血块，小腹作痛伴腿酸，7 天净，无腹痛，带下量中等、色白、无异味，外阴无瘙痒，纳可，夜寐安，二便畅，舌质红，苔薄腻，脉细小弦。

辨证：肝郁化热，湿热下注。

内治：疏肝柔肝，清利湿热。

自拟方：当归 10g，炒白芍 12g，炒白术 12g，川芎 6g，黄芪 15g，白茯苓 30g，枸杞子 12g，菟丝子 10g，葛根 30g，槲寄生 12g，黄柏 10g，半枝莲 30g，薏苡仁 30g，甘草 6g，大枣 20g。

1月26日复诊：lmp：12月30日，经量适中、色红夹有血块，小腹作痛伴腿酸，7天净，无腹痛，带下量中等、色白、无异味，外阴无瘙痒，纳可，夜寐安，二便畅，舌质淡红，边有齿痕，苔薄腻，脉细小弦。复查 ANA 阴性。

辨证：肝郁血瘀，湿热下注。

内治：行气活血，养血柔肝。

自拟方：四物汤加柴胡 6g，郁金 12g，制香附 10g，三棱 9g，莪术 9g，红花 5g，益母草 30g，牛膝 10g，生甘草 6g，大枣 20g，地龙 10g。

2月6日复诊：无明显腹痛，白带量中等、无异味，lmp：1月9日延后10天，经量适中，无腹痛，无腰酸，7天净。现乳胀，纳可，夜寐安，小便畅，大便畅，舌质淡红，苔薄，脉细小弦。停止避孕。

辨证：肝郁化热，湿热下注。

内治：疏肝解郁，养血柔肝，佐以清利湿热。

自拟方：柴胡 6g，白芍 15g，制香附 15g，当归 10g，炒白芍 12g，炒白术 12g，川芎 6g，黄芪 15g，白茯苓 30g，枸杞子 12g，菟丝子 10g，葛根 30g，槲寄生 12g，黄柏 10g，甘草 6g，大枣 20g。

5月18日复诊：患者自觉无不适，自行停中药口服 3 个月，因月经延后 10 天，自行测尿 HCG 阳性，遂来就诊。停经 41 天，lmp：5月7日，本院测血 β-HCG：805.21mIv/mL，P：16.4ng/mL。时有轻度恶心，无呕吐，纳可，偶有少腹不适，乳胀，无腰酸，夜寐安，二便调，舌质淡红，苔薄腻，脉小弦。

辨证：胃气不和，胎元不固。

内治：益气养血，补肾安胎，佐以和胃降逆。

自拟方：党参 15g，黄芪 15g，炒白芍 12g，炒白术 12g，制何首乌 15g，黄精 15g，南瓜蒂 10g，葛根 30g，槲寄生 12g，菟丝子 10g，鹿角霜 9g，石楠叶 15g，陈皮 6g，竹茹 6g，大枣 20g。

5 月 25 日复诊：停经 48 天，lmp：5 月 7 日，本院测血 β–HCG：> 10000mIv/mL，P：256.8ng/mL。时有轻度恶心，无呕吐，纳可，无腹痛，无腰酸，夜寐安。现感冒 3 天，鼻塞，流涕，咽痒，无咳嗽，纳可，二便畅，舌质淡红，苔薄腻，脉浮小弦。

辨证：胃气不和，胎元不固，外感风热。

内治：益气养血，补肾安胎，祛风清热。

自拟方：桑叶 10g，桔梗 3g，牛蒡子 10g，白前 10g，僵蚕 12g，当归 10g，炒白术 12g，黄柏炭 10g，菟丝子 10g，生甘草 6g，大枣 20g，党参 15g，黄芪 15g，炒白芍 12g，南瓜蒂 10g，葛根 30g，槲寄生 12g。

该患者于 2016 年 3 月 6 日产一子，7 斤 1 两。

按语： 该患者为慢性盆腔炎，该病为妇科常见病之一，其病程长，易反复，易复发，缠绵难愈，极大影响患者生活质量，严重者更是影响生育。该患者初诊之时，因自行药物不够合理、疗程不足，湿热侵淫下焦；再者，因疾病反复，迁延难愈，影响患者情绪而致肝气不舒，因此，初诊以肝气郁结、湿热下注为主，治疗以疏肝解郁，清利湿热为原则，临床上骆老师习惯运用大血藤、蒲公英、败酱草等清利下焦湿热。复诊中，在中西医合璧的大环境中，骆老师学习西医的精髓为临床所用，却保持中医人的清醒思维，以中医基础理论指导临床，辨证论治为根本，不被"炎症"二字所束缚，在驱邪的同时不忘扶正气。因患者病情过长，且不间断自服寒凉药物，日久必伤阳气，故此，复诊治疗里多用炒白芍、炒白术、当归、黄芪等扶正气，养血柔肝，酌情加入清热解毒之剂，老师将辨病和辨证相结合，抓住要害，有的放矢，取得临床好的疗效。

参考文献

[1] 赵芳芳，蒋晓莉，农加根，等．不孕症患者衣原体和支原体感染及支原体药敏分析 [J]．华夏医学，2007，20（6）：172-173．

[2] 林向容，魏萍，陈晓燕．解脲支原体和沙眼衣原体感染与女性不孕症发生的相关性分析 [J]．热带医学杂志，2006，6（4）：440-441．

[3] Han XD，Wang Y，Chen JX. A comparative study on interrelations amungmicmelements，infection of Ureaplasmaurealyticum，and maleinfertility [J]．Arch Androl，2003，49（4）：265-269．

[4] 李美芳．不孕症夫妇解脲支原体感染与输卵管阻塞的分析 [J]．现代预防医学，2011，38（23）：4860．

六、男性不育症

1. 概述

男子不育，又称男子绝子，无子，无嗣等，是指处在生育期的男女连续同居1年以上，性生活正常，未采取任何避孕措施，因男方原因致使女方不能受孕的一种病症。

据报道，世界范围内有 15%～20% 的育龄夫妇不能生育，其中男性因素约占 50%。且近半个世纪以来，由于环境、心理、社会等因素的影响，男性精子的数量和质量出现了明显下降的趋势，男性生殖健康正受到严重威胁。长期精神紧张、工作压力过大、情感压抑以及环境污染、性病蔓延、吸毒、酗酒、过度吸烟等物理和化学因素造成男性生殖器官睾丸损害，生精功能障碍是导致男性不育的最常见原因。在我国，中医药在治疗男性不育症方面发挥了一定的优势，获得了较满意的疗效，是治疗男性不育的主要手段之一。

2. 西医病因

一般说来，正常有生育能力的男子必须具备 3 个条件：①具有正常的生殖器官及功能；②具有正常的性功能，能将精液输入女性生殖道；③男性体内不应有使精子产生凝集和制动的抗精子抗体。当各种原因影响上述 3 个必要条件时，均可造成男性不育症。目前对于男性不育症的研究多从内分泌功能紊乱、生殖系统炎症、微量元素缺乏、免疫功能失衡、生殖畸形与损伤以及环境污染、接触放射性物质等均引起精子的产生、发育和输送障碍着手。男子不育常见的原因有以下几类：

（1）性功能障碍：例如男性的阳痿、早泄、射精异常等都是男性性功能障碍的种类，都会导致男性精子不能进入到女性生殖道内，从而引发不育的发生。

（2）免疫性不育：男性自身或者是女性的体内产生了对精子的抗体，这样会对精子进行扼杀，造成精子的活力和存活力下降，从而引发男性不育的情况发生。

（3）睾丸生精功能异常：例如隐睾、精索静脉曲张等，也有一些环境因素会导致男性睾丸的生精功能异常的情况，但是都会导致精子的生成受到阻碍，从而引发男性不育。

（4）输精道梗阻：输精道梗阻会导致精子无法正常的输送出体外，从而对生育也造成了阻碍。

（5）精子、精浆结构异常：此类情况会对精子的活率、存活率造成一定的影响，精子也无法获能或者会产生顶体的反应。

（6）生殖道感染：这是比较常见的引起男性不育的原因之一，并且近年来发病率也在逐渐的上升，例如：睾丸炎、前列腺炎、尿道炎等，不及时的治疗病情逐渐严重，都有可能对男性的生育功能造成影响。

（7）内分泌疾病：因为男性促进性腺分泌的激素缺乏，而导致男性的内分泌发生异常的情况。

（8）染色体异常：如假两性畸形，克氏综合症等，是因为男性的染色体异常或者染色体的功能出现异常情况而引起的染色体疾病，也是会造成男性不育的原因。

3. 西医检查和诊断

（1）病史：正确采集病史很重要，医生要认真负责，并替患者保密；患者也要主动配合，如实反映以下情况：①职业与工种：有无接触毒物（铅、汞、磷）、放射线，是否高温作业，接触时间以及有无防护措施；营养状况；有无不良嗜好（烟、酒）等。②既往病史：是否患过淋病、腮腺炎、结核、附睾炎、前列腺炎、肾盂肾炎、膀胱炎或脊髓损伤，有无排尿困难，有无糖尿病或甲状腺机能减退等；治疗情况及效果如何。③婚姻及性生活情况：包括对性生活的态度，性交情况与频度；有无遗精、阳痿、早泄等，婚前有无自慰习惯；夫妻感情如何，妻子的健康情况，性生活是否协调等；结婚年限、同居时间及是否采取过避孕措施。④既往检查与治疗情况：男方精液检查结果、采集时间与方法；曾否治疗，效果如何；女方检查的情况。⑤家族史：家族中有无不育症、两性畸形、遗传病、结核病等患者。

（2）体格检查：包括全身及生殖器官检查。全身检查与内科方法相同，特别要注意发育、营养及精神状况，但重点则是生殖器官的检查。

（3）实验室检查：除将精液检查列为必查项目外，其余要视患者具体情况进行选择。

①精液分析和检查：是男性不育症诊断与治疗主要的检查项目，是评价男子生育力的重要依据。为保证检查的准确可靠，患者应在检查的前三至五天内没有过性生活。精液的检查包括精液外观、精液酸碱度、精液气味、精液的凝固与液化、精液量的检查。

②精子的检查：也是男性不育症诊断与治疗的重要检查项目。精子检查通常包括：精子形态检查、畸形精子率检查、精子DNA碎片率检查、精子活率、精子数量和密度检查、精子顶体酶测定、精子免疫组织化学分析，必要时还要做精子功能分析（穿透力、运动速度等）。

③精液微生物学检查：男性泌尿生殖系统感染不但可引起生殖器官的炎症如睾丸炎、附睾炎、前列腺炎等，还是男性不育的常见原因。引起泌尿生殖系统感染的病原微生物有细菌、病毒、支原体、衣原体、真菌等。

④前列腺液检查：正常为乳白色、偏碱性，高倍镜下可见满视野的微小、折光的卵磷脂颗粒，少许上皮细胞、淀粉样体及精子，白细胞数 <10/HP。有炎症时白细胞数目增加，甚或见到成堆脓细胞，卵磷脂颗粒显著减少。

（4）内分泌检查：通过促性腺激素释放激素或克罗米芬刺激试验可以了解下丘脑 – 垂体 – 睾丸轴的功能，测定睾酮水平可以直接反映间质细胞的功能。如有必要可测定甲状腺激素、肾上腺皮质激素或泌乳素。

（5）多普勒超声检查：有助于确认精索静脉曲张。

（6）免疫学检查：人类精液含有大量的抗原成分，包括精浆抗原、精子抗原和精浆与精子共有抗原，此外还存在血型抗原成分复杂，较强的抗原性能引起自身、同种或生殖道局部的免疫反应，诱发特异性抗体产生。精液（精子）抗体的产生往往是不孕的一个严重原因，因此临床上重视对抗精子抗体的检测。

（7）X 线检查：为确定输精管道的梗阻部位，可采用输精管、附睾造影，输精管、精囊造影或尿道造影等。

（8）睾丸活检：对精液分析为无精子患者，睾丸体积小于 12mL 且能确定睾丸原发性萎缩者可做此项检查。

（9）染色体核型分析：用于外生殖器官畸形、睾丸发育不良以及原因不明的无精子症。

（10）细胞遗传学检查：主要查明有无先天因素或染色体异常引起的男性不育。染色体异常引起男性不育的发病率为 6% ～ 15%。

4. 中医对男性不育症的认识

中医对男性不孕症的认识历史悠久，可以追溯到 2000 多年前。男子不育古时谓之"无子""绝嗣"等。《素问·上古天真论》："丈夫……二八，肾气盛，天癸至，精气溢泻，阴阳和，故能有子。"文中提出男子"有子"是因为"二八"

肾气充盛，精气盈满所致。

孙思邈《备急千金要方·求子》中记载了无子的发病原因：凡人无子，当为夫妻具有五劳七伤、虚羸百病所致绝嗣之殃。他指出夫妇双方任何一方由于"五劳（五劳：《素问》五劳所伤，久视伤血，久卧伤气，久坐伤肉，久立伤骨，久行伤筋，是谓五劳所伤）""七伤（七伤：大饱伤脾，大怒气逆伤肝，强力举重久坐湿地伤肾，形寒饮冷伤肺，形劳意损伤神，风雨寒暑伤形，恐惧不节伤志）"，或者其他各种各样的疾病导致身体虚弱消瘦，均是导致不能生育的原因。

陈士择在《石室密录》一书将不育分为 6 种："男子不生子有六病……一精冷也，一气衰也，一痰多也，一相火盛也，一精少也，一气郁也。"这 6 种情况实际上是指男性不育症的病因。所谓精冷，是指命门火衰，下焦虚寒，排出的精液温度低，难以使女方受孕。所谓气衰，则指脏腑功能不强，或指体内的精微不足，尤其指肾气不足，肾气衰微则肾精产生的内在动力不足，影响生育。所谓痰多，因痰多与脾、肺有关，中医认为：脾为生痰之源，肺为贮痰之器。脾为气血生化之源，若痰湿蕴郁脾胃，必定导致肾精生产不足，真气亏虚，精气亏耗，从而影响生育。所谓相火盛，乃之肾阴亏损，阴虚火旺，虚火亢盛。由于阴虚火旺，出现火迫精泄的病变，从而影响男性生育。所谓精少，在《诸病源候论》中称为虚劳精少，指性交时射精少，甚至只有一二滴，从而影响生育，大多由于先天不足，或房事不节，劳心过度，以致耗损精气。所谓气郁，由于情志郁结，肝气不舒导致气滞血瘀，造成阳痿、不射精等而不育。

中医对男性不育症病因的认识，常见的病因分为外因、内因及外伤 3 种，即外因包括外感六淫、邪毒内侵、药物伤害等。如《灵枢·经筋》曰："足厥阴之筋，其病……阴器不用，伤于内则不起，伤于寒则缩入。"内因则包括禀赋不足、七情内伤、房事不节、劳逸失度等。《灵枢·本神》曰："恐惧不解则伤精，精伤则骨酸萎厥，精时自下。"《杂病源流犀烛》说：肾精耗则诸脏之精亦耗，肾精竭则诸脏之精亦竭。

5. 男性不育症的中医病因病机

男性不育症的原因是多方面的，正如王冰所说的"五不男"。中医认为：男性不育症的病位多与肾、肝、心、脾等脏有关，而与肾脏的关系尤为密切。大多表现为精少、精弱、精清、精寒、精热、精瘀、阳痿、滑精及无精子等病症。骆氏妇科通过几代人的临床摸索和总结，将男性不育症的病因病机大致分为 5 种：

（1）肾气（精）亏虚：肾气旺盛，真阴充足，天癸至，阴阳合，故能有子。若禀赋不足，肾气虚弱，命门火衰，可致阳痿不举或举而不坚，甚至阳气内虚，无力射出精液；或房劳伤肾，病久伤阳，精血耗散，而致精少、精清；或元阴不足，虚火旺盛，相火偏亢，遗精盗汗，精热黏稠，均可导致不育。

（2）湿热（毒）壅盛：素食肥甘厚味，辛辣之品，损伤脾胃，脾失健运，痰湿内生，郁久化热，湿热之邪蕴积于下焦，阻遏命门之火，可致阳痿、早泄、遗精等症。或外感六淫湿热之邪，湿热下注，死精败血瘀阻精关，滞塞不通，小腹胀痛，精液不化或射精不能而造成不育。

（3）肝郁气滞：情志不畅，郁怒伤肝，肝气郁结，疏泄无权，可致宗筋痿而不举。或气郁化火，肝火亢盛，灼伤肾水，水不涵木，肝木失养，宗筋拘急，精窍之道受阻，亦可影响生育。

（4）气血亏虚：思虑过度，劳倦伤心而致心气不足，心血亏耗；或大病久病之后，元气大伤，气血亏虚，血虚不能化生精液，而致精少精弱；或形体衰弱，神疲乏力，阳事不兴，也可引起不育。

（5）痰瘀阻滞：痰浊为患，阻滞气机，升降失司，血行瘀滞；或瘀血内存，气机受阻，影响津液代谢，而痰浊内生，都可导致痰瘀阻滞，留滞冲任精室，生精受损而不育。

6. 男性不育症的中医治疗

骆氏妇科认为，男性不育症的病因是复杂多样的，其治疗不应该局限于一法一方，而应证病结合，将内治、外治相结合，同时辅以平时注意调养摄身、饮食调养等方法，给予综合治疗，以期达到最佳的治疗效果。

（1）内治疗法：早在汉代，张仲景就在《金匮要略·血痹虚劳病脉证并治第六》中指出了"男子脉弱而涩，为无子，精气清冷。"这是后世治疗男方不育精少、精冷用温肾补涩之理论根据。因不育患者的病因病机、临床表现各不相同，骆氏妇科根据患者的不同情况，因人因证而辨，制定了如下几种治疗方法。

①肾气（精）亏虚：可分为肾精亏虚、肾气亏虚、肾阳亏虚。治疗方法则可分为：滋肝肾，养精血；温命门，生肾火；驱寒邪，温精室。

1）滋肝肾，养精血

理论依据：张景岳谓："疾病之关于胎孕者，男子在精，女子在血，无非不足而然。"岳甫嘉亦云："生子专责在肾""种子之法，要在固精。"精血乃生身之本，化育之基，维系机体之生长、发育与生殖之力，肾藏精、主生殖，为先天之本；禀赋不足、素体虚弱、房事劳伤、恣情纵欲、大病久病伤及肝肾等皆可导致其精血不足，阴精亏损，化气生精乏源而有绝嗣之殃。

临床表现：少精，无精，精液液化不良，遗精滑精，腰膝酸软，头晕耳鸣等症。

治则：补肾以益其精。

选用五子衍宗丸加减，此方被誉为"古今种子第一方"。

常用药：甘杞子、菟丝子、车前子、五味子、覆盆子、党参、肉苁蓉、紫河车、桑椹子、鹿角胶、山茱萸、熟地黄、茯苓、山药等。

2）温命门，生肾火

理论依据：岳甫嘉说："火能生物，于种子尤为密切。"《医方集解》："无子皆由肾冷精亏。"命门乃"立命之门户""精血之海""元气之根"。命门之火乃一身阳气之根本，对各脏腑组织具有温煦生化之功能，若恣情纵欲，精室亏虚，则命门火衰，肾之阳气虚衰，精室虚寒，不能温化肾阴生精气，久则可导致性功能与生殖功能减退、体虚衰弱等。

临床表现：精冷，少精，精子活动率低下，或伴有阳痿早泄，形寒肢冷，腰膝酸冷等。

治则：温其火，补其气。

自拟温肾调精方。

常用药：山茱萸、巴戟天、杜仲、何首乌、怀牛膝、菟丝子、仙灵脾、熟地黄、山药等。

3）驱寒邪，温精室

理论依据：肾虽属水，不宜太冷，精寒则难成孕，如在地寒凉，则草木必无萌芽之地也。《秘本种子金丹》曰："男子之不足，由有精滑、精清、精冷……"若素体脾肾阳虚，失于温化，或肝肾虚寒，寒冷痼结，或劳伤虚羸，寒邪凝滞等皆可导致精室失于温暖蒸煦，"其精清如水，冷如冰铁……无子之候。"（《诸病源候论》）

临床表现：精液清冷稀薄，少精弱精，伴有面色晦暗，少腹腰部阴囊发冷疼痛，或睾丸掣痛，畏寒肢冷等。

治则：暖肝肾助阳气，逐寒邪温精室。

选用暖肝煎加减。

常用药：小茴香、肉桂、乌药、熟地黄、当归、补骨脂、骨碎补、川牛膝、山茱萸、巴戟天、肉苁蓉、芡实、杜仲等。

②湿热（毒）壅盛：脾失健运，痰湿内生，郁久化热；或外感六淫湿热之邪，蕴积于下焦，阻遏命门之火。故可分为湿邪阻滞和湿热内盛，治疗方法为利湿邪、祛痰浊，清湿热、泄浊毒。

1）利湿邪，祛痰浊

理论依据：臃肿之躯，或痰湿浊饮素盛者，每多殃及性与生殖之力。一则素体脾虚，阳弱不振，或过食生冷肥甘，伤及脾阳，脾胃失健，痰湿留滞，阻遏气机，精脉闭塞；二则嗜食油腻厚味，贪恋酒食烟毒，湿浊困扰脾胃，痰饮流注下焦，内蕴精室窍道，气血运行受阻，碍于精液不化生、贮藏、施泄，则难以融育成胎。此多见于体质肥胖，烟酒过度或有高脂血症者。

临床表现：精子密度增加，或精液量过多，或精液液化不良，伴性欲低下，或阳痿早泄，形体肥胖，脘腹胀闷等。

治则：泄湿浊，除痰饮。

自拟精浊汤加减。

常用药：苍术、制香附、川芎、半夏、胆南星、枳实、茯苓、石菖蒲、白术、山茱萸、菟丝子、巴戟天、桂枝、甘杞子等。

2）清湿热，泄浊毒

理论依据：精室乃"清宁之腑"，为精液化生之所，"精海之宅"，性育源泉，最忌诸邪稽留停滞。若饮食不节，嗜食肥甘厚腻辛辣，或外感湿热邪毒，不洁交和，死精败浊瘀阻等以致于湿热浊毒壅盛下注，熏蒸煎灼精室，精关窍道滞塞，清浊淫混相干，新精化生受碍，则精室固藏秘守施泄失宜，生殖功能势必紊乱异常。此多见于泌尿道生殖系统有慢性炎症者。

临床表现：精子过多或死精、血精、脓精，伴有尿末淋漓，灼热刺痛或小便黄赤等。

治则：遵《得心集医案》"机驱精管腐浊"予以导浊补肾之法。

选用萆薢分清饮、四妙丸加减。

常用药：萆薢、石菖蒲、益智仁、乌药、黄柏、土茯苓、丹参、车前子、生薏苡仁、苍术、怀牛膝、远志、菟丝子等。

③肝郁气滞

理论依据：肾主闭藏，乃生殖之根，肝主疏泄，为泄精枢纽。不育除责之于肾，尚由乎肝，肝藏血，主疏泄，司血海，且"精者，血之所成也"（《诸病源候论》)，肝肾精血互生互化，肝血充足，则冲任满溢，输之于肾化为精液而藏蓄；肝木忌郁，郁乃杂病之首，"凡病之起也，多由乎郁"（王安道语）。性腺功能随精神情绪波动变化，若多忧愁善感，可致情志不遂，肝经郁滞，失其疏泄调达之职，气血不和，藏贮失常，殃及于肾，则藏精生殖功能受损，或气机郁滞，血气失和，精道瘀滞而有不育之疾。

临床表现：精子畸形或死精过多，或弱精，伴有情怀不畅，郁郁寡欢，房事淡漠，多疑善虑。

治则：疏肝郁，悦情志。

自拟疏肝调精汤。

常用药：柴胡、郁金、当归、白芍药、川芎、制香附、白蒺藜、巴戟天、菟丝子、五味子、甘杞子等。

④气血亏虚。患者思虑过度，心血亏耗，或形体衰弱，肺脾不足，也可引起不育。故可分为心脾血虚和肺脾气虚，其治疗方法分别为煦脾气，裕心血；强中宫，健脾肺。

1）煦脾气，裕心血

理论依据：求子之道全赖于气血充实，且气血相生，精随血化，三者虚衰则无子矣。"精神气血，皆脾土之所化生""心藏血，肾藏精，精血充实，乃能生育""种子者，贵乎肾水充足，尤贵乎心火安宁"（岳甫嘉语）。精、气、血互滋互生，若久病劳倦、气虚不复，或素体脾虚、后天不足，或积劳损气、伤及脾胃，或思虑劳心、心脾两伤等均可使神伤精耗，气虚血弱，阴精亏损，精液化生无源而有难嗣之虑。

临床表现：少精、弱精、精液量少，伴面色无华、头晕目眩、心悸怔忡等症。

治则：补心脾，益气血。

选用归脾汤、十全大补汤加减。

常用药：党参、黄芪、白术、茯苓、熟地黄、川芎、白芍药、甘杞子、黄精、酸枣仁、龙眼肉等。

2）强中宫，健脾肺

理论依据："前阴者，宗筋之所聚，太阴阳明之所合也。""人之既生，全赖于中宫输精于肾，而后肾得以补益。"（《素问·厥论》）肾之效应器官——精室的盈满虚亏与脾胃功能息息相关，脾胃健运，脏腑之精气充盛，气充血足精旺，精液之化生蓄藏之源泉不断，精满而溢，施泄成孕。若素本脾肺虚弱，饮食不节，或劳倦思虑过度损伤脾气等，皆可导致"脾虚不能制水，以致肾虚不能蓄精"（岳甫嘉语），而水谷化源不足，气虚血少，精室失其满溢，精少或竭而不育。此多见于脾肺素虚，或胃肠功能紊乱者。

临床表现：精液不液化，或少精、弱精等，伴有纳少便溏，腹胀腹痛等。

治则：实脾滋肾使得土旺则水自藏，肾充则精子厚。

选用参苓白术散加减。

常用药：党参、白术、茯苓、山药、莲子、砂仁、生黄芪、当归、柴胡、熟地黄、甘杞子、巴戟天、山茱萸、仙灵脾等。

⑤痰瘀阻滞

理论依据：津血同源是痰瘀同源的物质基础，而痰饮与瘀血则是津血不归正化的病理产物。"精乃血之粹""血为精之源""血主濡之"，精室依血之濡润滋养，天癸需血液输送运行，"血脉流通，病不得生"，若诸多内外之因致使血行缓慢或瘀滞脏腑局部，则"气血不和，百病乃变化而生"，气血运行不畅，瘀血阻滞脉络，滞于下焦之肝肾精室窍道，肝肾经脉失畅，精室失其血之荣养，瘀阻生精不利或难以生精而致不育。此多见于精索静脉曲张，或有慢性腺体炎症日久不愈者。

临床表现：精子畸形率高或死精过多，少精或精液不液化，伴有少腹会阴坠胀，或阴囊睾丸刺痛，射精不畅，面色暗或紫等。

治则：活血通络，滋补肝肾。

选用血府逐瘀汤加减。

常用药：桃仁、红花、生黄芪、当归、熟地黄、川芎、牛膝、柴胡、枳壳、川断、丹参、甘杞子、黄精、山茱萸等。

（2）中医外治疗法：骆氏妇科根据中医"内外同治"的理论，根据患者不同的体质选用具有温通阳气、疏通经络，或者活血化瘀、清热利湿、通络散结，或者活血化瘀，益肾通络散结功效的中药，选取关元、气海、中极、曲骨、肾俞、八髎、白环俞等穴位，通过中药离子导入仪作用于这些穴位，利用直流电将药物离子通过穴位、皮肤、黏膜导入人体，使药物"直达病所"。气血亏虚者选用天枢、神阙、关元、气海、八髎，以温阳健脾，益气补血；肝肾亏虚者选用曲骨、关元、气海、肾俞、关元俞、八髎，以活血化瘀，填补肝肾；痰湿（毒）蕴结者选用天枢、石门、中极、气海、八髎，以补肾培元，清热利湿。

（3）调养摄身和优生优育：《济生方·求子》述《素问》曰："夫天地者，万物之父母也，阴阳者，血气之男女也。夫有夫妇则有父子。婚姻之后则有生育。生育者，人伦之本也……若夫受形之易者，男女必当其年。男子……二八而精血溢。女子……二七而天癸至。乃是阳中之阴也，阴中之阳也。男子三十而娶，女子二十而嫁，欲其气血充实，然后交合，故交而孕，孕而寿……以此观之，男女贵乎溢壮，则易于受形也。且父少母老，生女必羸；母少父衰，生男必羸，诚哉此理。或男子其精不浓，妇人血衰气旺，是于男女气血偏胜，皆使人无子。"治疗之法，女子当养血抑气以减喜怒，男子当益肾生精以节嗜欲，依方调治，阴阳和平，则妇人乐而有子矣。男女双方应该在婚后双方体质均强壮的时候考虑生育，这时容易妊娠。所以，生育前的调养摄身和优生优育变得尤为重要。

王肯堂在《灵兰要览·子嗣》中记载了种子之道有四：一曰择地，二曰养种，三曰乘时，四曰投虚。何谓地，母血是也；何谓种，父精是也；何谓时，精血交感之会是也；何谓投虚，去旧生新之初也。这指出了种子之道有4个需要注意的地方：女性要气血旺盛，身体强壮；男性要保养身体，精力充沛；选择最适合的年龄考虑生育；在去旧迎新（相当于排卵期）的时候同房。这样能够大大地提高夫妇的受孕几率。

《医学入门·杂病分类》中详细记载了准备生育的男女应该注意的事宜，同时也强调了男女双方应该注意的养生方法。求嗣之理非玄微，山无不草木，人无不生育，妇人要经调，男子要神足。男子阳精微薄，虽遇血海虚静，流而不能直射子宫，多不成胎。皆因平时嗜欲不节，施泄太多所致。宜补精元，兼用静功存养，无令妄动，侯阳精充实，依时而合，一举而成矣。

《医学心悟·求嗣》中记载："子嗣者，极寻常事；而不得者，则极其艰难，皆由男女之际，调摄未得其方也。"男子以保精为主，女子以调经为主。保精之道，莫如寡欲，勿纵欲，少劳神，则精气足矣。如或先天不足，则用药培之。

总结历代名家对生育的认识，并结合骆氏妇科的经验总结，指出生育期男性要注意养精保精，其方法就是不要纵欲过度，不要劳形过度，不要动辄易怒，不要多吃肥甘厚味，也不要劳神过度。

根据现代男性生殖医学，骆氏妇科制定了一些男性养精保精的预防措施：

①睾丸是一个很娇嫩的器官，它的最佳工作温度要比人的体温低1度左右。如果温度偏高，就会影响精子的产生和质量。所以任何能够使睾丸温度升高的因素都要避免，如长时间骑自行车、泡热水澡、洗桑拿、穿过紧的牛仔裤等。

②改变不良的习惯，如戒烟戒酒；饮食不太油腻，否则会影响男性的性欲；另外还要注意避免接触生活当中的有毒物品。

③如果经常接触放射性物质、高温、有毒物，一定要要严格按照操作规定和防护章程作业，千万不可疏忽大意。如果近期想要孩子，最好能够脱离此类工作半年后再考虑生育。

④按时接种疫苗和良好的个人生活卫生习惯，可以预防各种危害男性生育能力的传染病，如流行性腮腺炎、性传播疾病等。

⑤要掌握一定的性知识，了解男性生理特征和保健知识。如果发现睾丸有不同于平时的变化，如肿大、变硬、凹凸不平、疼痛等，一定要及时诊治。

（4）饮食疗法：对于男性不育症的治疗，中医学十分重视饮食上的调理，认为麻雀、核桃、狗肉、虾具有扶阳补肾固精之功效，性功能障碍患者不妨多食用这类食物。另外，还认为对损精伤阳、不利于性功能的食物应慎用，如粗棉籽油、猪脑、羊脑、兔肉、黑木耳、冬瓜、菱角、杏仁等。饮食疗法的原则如下：

①多食优质蛋白质：优质蛋白质主要是指各种动物性食物，如鸡、鸭、鱼、瘦肉、蛋类，可提供人产生精子所需要的各种氨基酸。一些动物性食品本身就含有一些性激素，有利于提高性欲及精液、精子的生成，如海参、鹌鹑蛋等。

②适当摄入脂肪：长期素食的女性，月经初潮年龄推迟，雌激素分泌减少，

性欲降低并影响生殖能力。男性由于必需脂肪酸摄入减少，精子生成受到限制，性欲下降，甚至不育。

③补充维生素和微量元素：维生素 A 和维生素 E 是具有维持性功能并延缓衰老作用的维生素。它们在促进睾丸发育、增加精子的生成并提高其活力等方面具有决定性作用。另外，维生素 C、维生素 D 和抗氧化剂食物能减少精子受损的危险，在一定程度上提高生育能力。维生素 C 对性功能的恢复也有积极作用。因而，在生活中注意膳食的均衡，多吃一些富含维生素 A、维生素 C、维生素 D、维生素 E 和抗氧化剂的食物，比如鲜枣、山楂、青椒、西红柿等果疏和海鱼、动物肝脏等食物中。

④食用含有镁的食物：镁有助于调节人的心脏活动、降低血压、预防心脏病、提高男士的生育能力。含镁较高的食物有大豆、马铃薯、核桃仁、燕麦粥、通心粉、叶菜和海产品。

⑤精氨酸是构成精子头部的主要成分，并要提高精子活动的能力：富含精氨酸的食物有海参、鳝鱼、泥鳅、墨鱼及芝麻、山药、银杏、豆腐皮、冻豆腐、花生仁、葵花子、榛子等。如海参自古被视为补肾益精、壮阳疗痿之珍品。

⑥微量元素锌对维持男性的生殖功能起着不可小觑作用：因为锌是精子代谢必需的物质，并能增强精子的活力。多食富含锌的食物可改善男性的生殖功能。这些食物包括牡蛎、虾、蛤、贝类、动物肝、胡桃仁、牛乳、豆类、麸皮及莲子等，其中牡蛎肉中锌含量居众物之冠。但是需要注意的是，每天锌的用量绝不能超过 15 微克。因为过量服用锌会影响人体内其他矿物质的作用。

⑦钙元素对精子的运动、获能、维持透明质酸酶的活性及在受精过程中起着举足轻重的作用。若机体缺钙，会使精子运动迟缓，精子顶体蛋白酶的活性降低。所以男士也应注意多摄食些富含钙的食物，如牛奶、豆制品、酥鱼、排骨汤、紫菜、虾皮、海带、裙带菜、金针菜、香菇、芥菜、芫荽、甜杏仁、葡萄干等。

此外，精子的活动与精囊中所含果糖的数量有关。如精液中果糖含量低，容易引起死精症。而果糖在蜂蜜及各种水果，如梨、苹果、葡萄、菠萝、甜橙中含量尤丰。

随着社会竞争日趋激烈，生活节奏的加快，精神紧张和工业环境影响等，不孕不育症成为一种常见病和多发病，也是涉及夫妇双方关系和睦，甚至成为家庭以及社会的问题。因此做好预防，倡导优生优育尤为重要。多年来，骆氏妇科依靠西医检测手段和中医辨证方法、整体观念、中西医结合，并配合中医外治疗法、饮食疗法与心理疏导治疗男性不育症，取得了较满意的疗效，为众多不孕不育症的夫妇带来了新的希望和欢乐。

7. 典型医案

男性不育症缠绵，病情复杂，病因繁多，有时多个病因同时存在，临证论治难以守据一法，所以往往根据患者的阴阳虚实和病因病机，需要同时或者先后使用多种方法治疗和治疗手段，以达到最佳治疗效果。现举例以说明。

案例一：湿热内蕴

傅某，男，29岁，初诊日期：2015年12月25日。

主诉：结婚3年未育。

现病史：患者结婚3年，女方有3次稽留流产病史，性生活欠佳，性欲较前减弱，平时易感疲乏，偶有腰酸，尿后有余沥，尿色黄，大便黏腻，胃纳不佳，口苦口腻。舌淡偏暗红，苔黄腻，脉细滑。

既往史：否认病毒性腮腺炎病史，否认生殖系统炎症或外伤史，否认烟酒嗜好史。过敏史：青霉素。

本院精液分析（2015年12月25日）：A级7.1%，B级13%，C级6.6%，D级73.3%，正常精子率5.3%，活率26.7%，密度，193×10^9/L，量6mL；液化时间80分钟；液化状态：液化不完全；pH：7.6；WBC：1～3/Hp。

证属：湿热内蕴，脾肾亏虚。

治宜：渗湿清热，健脾补肾。

自拟方：黄柏10g，茯苓30g，薏苡仁30g，车前子（包煎）30g，生黄芪15g，当归10g，川芎9g，苍术9g，白术9g，厚朴9g，桑寄生12g，续断10g，杜仲 12g，菟丝子 10g，炙甘草 6g，红枣 20g。14 剂。

2016 年 1 月 18 日二诊：近日因工作劳累感乏力，腰酸，尿行已畅，尿色黄，夜寐多梦，大便黏腻，舌质偏红，苔黄腻，脉细小弦。本院 B 超：左侧附睾头部两枚囊肿，左侧睾丸鞘膜腔少量积液。第一妇婴精子形态检测：正常形态率 1%，头部畸形率 65%，混合畸形率 34%，免疫荧光染色诊断：阴性。辨证如前，治守原法，佐以化痰软坚之品。

自拟方：黄芪 15g，白术 12g，茯苓 30g，茵陈 30g，菟丝子 10g，仙灵脾 15g，制香附 9g，炒麦芽 60g，夏枯草 30g，粉萆薢 15g，桑寄生 12g，川断 10g，杜仲 15g，厚朴 9g，象贝 10g，冰球子 10g，石见穿 30g，生甘草 6g，红枣 20g。7 剂。

外治法：骆氏腹敷Ⅱ号，2 次。穴取：天枢、石门、中极、气海、八髎，以补肾培元，清热利湿。一周 2 次，每次 25 分钟。

继以上法内外同治，随证加减治疗 3 个月。

4 月 5 日复诊：服药后疲乏好转，腰酸缓解，尿行畅、尿色变淡，大便日行 1～2 次、成形，夜寐梦多，胃纳可，舌质偏红，苔薄微腻，脉细小弦。今日精液分析：A 级 56.7%，B 级 26.3%，C 级 13.6%，D 级 3.4%，正常精子率 31.9%，有效精子密度：28.9×10^6/mL，精子活率指数 294，液化状态：完全液化，精子活率 96.6%。治拟健脾补肾，化痰散结。

自拟方：生黄芪 15g，生白术 12g，茯苓 30g，桑寄生 12g，续断 10g，杜仲 12g，怀牛膝 10g，菟丝子 10g，山药 12g，炒麦芽 60g，夏枯草 30g，海藻 12g，海带 12g，象贝 10g，红枣 20g。14 剂。

6 月 14 日复诊：服药近半年，现感腰酸、乏力均瘥，胃纳可，二便畅，舌质偏红，苔薄，脉细小弦。复查精液分析：A 级 59.5%，B 级 24.7%，C 级 12.5%，D 级 3.3%，正常精子率 33%，液化时间：60 分钟完全液化，WBC：0～2/Hp。本院 B 超：双侧睾丸未见明显异常回声。6 月 21 日 第一妇婴保健院查 DNA 碎片指数 18.79%。嘱患者当月起未避孕，女方于次月受孕，并于 2017 年 4 月 16

日足月剖宫产一健康男婴，母子平安。

按语： 肾为先天之本，然与后天之本脾亦关系密切。肾藏精，主生殖，而生殖功能的正常，有赖于脾胃健运，以生化充足之气血精微，滋养先天之肾。故遇形胖体丰之患者，毋忘脾运失健，痰饮湿热作祟。治当健脾化痰，渗湿清热，方为合拍。该患者形体肥胖，行动笨重。看似壮实，实为臃肿，结婚多年未育，既往治疗时专事补肾强精，但久治罔效。究其原因，多与肥胖有关。人体过于肥胖，不仅会影响身体健康，而且也会影响生殖与性功能。其病因病机：一为脾阳不振，多素体脾虚，或过食生冷肥甘，耗伤脾阳，脾运失健，痰湿留滞，则形体肥胖。二为脾胃湿热，湿热下注扰精，多嗜食肥甘厚味，辛辣炙博，醇酒烟毒，日久湿热与痰饮蕴生，而形胖体丰。此患者属脾虚湿热下注扰精者，则先以清利湿热之法，到后期常予健脾补肾强精法，并嘱患者锻炼身体、调节饮食、减肥强身等调理善后，待痰饮化、湿热清、脾运健、肾气足，则多能有子。

案例二：肾精亏虚

黄某，男，30岁，初诊日期：2015年9月22日。

主诉： 结婚2年余未育。

现病史： 患者结婚两年余，双方同居一地，未避孕，女方未受孕，平素感腰酸乏力，易疲劳，稍作劳动则腰酸腰痛，小便清长，性生活不佳，性欲不强，胃纳可，夜寐安，二便畅。幼时有腮腺炎史。辅检：精液分析（本院）：A级2.3%，B级15.2%，C级9.2%，D级73.3%，活率26.7%，正常精子率4.1%，量3mL，液化时间40分钟完全液化，pH：7.6；WBC：3个/Hp，密度$57.3×10^6$/mL。血液检查：AsAb阴性，Torch正常。舌质淡红，苔薄，脉细沉。

证属： 肾精亏虚。

治宜： 补肾生精。

自拟方： 菟丝子10g，枸杞子12g，仙灵脾15g，仙茅10g，石楠叶15g，鹿角片（先煎）9g，当归10g，丹皮10g，川芎9g，天冬12g，炙甘草6g，红枣20g。14剂。

外治法：骆氏腹敷Ⅲ号，2 次。穴取：曲骨、关元、气海、肾俞、关元俞、八髎，以活血养血、填补肝肾。一周 2 次，每次 25 分钟。

10 月 8 日二诊：近日感足跟痛，腰酸乏力，口干，纳可，夜寐安，二便畅。舌质淡红，苔薄而微腻，脉细沉略弱。辨证如前，治守原意，佐以生津之品。

自拟方：菟丝子 10g，枸杞子 12g，石楠叶 15g，鹿角片（先煎）9g，茯苓 30g，生黄芪 15g，生白术 12g，知母 10g，黄柏 10g，当归 10g，川芎 9g，天花粉 15g，桑寄生 12g，续断 10g，生甘草 6g，红枣 20g。14 剂。

11 月 3 日三诊：药后腰酸好转，足跟痛已愈，工作疲劳，饮食不慎易腹泻，夜寐尚安。舌质淡红，苔薄，脉细沉。（本院）精液分析：量 2mL，液化时间 40 分钟完全液化；pH：7.6；WBC：1 ～ 2 个 /Hp；密度 114.4×10^6/mL，活率 38.1%，A 级 11.2%，B 级 17.7%，C 级 9.2%，D 级 61.9%，正常精子率 6.5%。

自拟方：党参 15g，炙黄芪 20g，炒白术 12g，炒白芍 12g，当归 10g，丹参 30g，川芎 9g，黄连 2g，广木香 10g，焦神曲 15g，菟丝子 10g，仙灵脾 15g，石楠叶 15g，炙甘草 6g，红枣 20g。14 剂。

2016 年 2 月 21 日复诊：经中药辨证调治三月，患者性欲较前增强，精神转佳，腹泻未发。舌质淡红，苔薄，脉弦。复查精液分析：量 3mL，液化时间 40 分钟完全液化；pH：7.6；WBC：3 ～ 8 个 /Hp；密度 45×10^6/mL，活率 82.9%，A 级 41.6%，B 级 25.8%，C 级 15.5%，D 级 17.1%，正常精子率 18%。治宗前法。

自拟方：菟丝子 10g，枸杞子 12g，紫石英（先煎）30g，鹿角片（先煎）9g，当归 10g，熟地黄 12g，川芎 9g，生黄芪 15g，炒白术 12g，炒白芍 12g，炙甘草 6g，红枣 20g。14 剂。

2017 年 5 月 8 日，女方足月顺产一健康男婴，体重 6 斤 8 两，母子平安。

按语： 对男子不育症，中医认为以肾为重点而兼顾脾，肾藏精即肾藏真阴又寓元阳，为先天之本，亦为生育之本。男子以精为根，以气为用，故补肾阴能滋生化源以成形，温肾阳能助动力而复生机。肾气旺盛，精子活动力自然增强，因此人的生殖能力强弱主要取决于肾中精气的盛衰。骆氏妇科根据中医"肾为先天之本""肾藏精、主生殖"的理论，患者不能生育乃是其果。有果必有因，治病需求本。而男子生殖之本在乎肾。一者，"肾为先天之本"。先天决定后天。脏腑功能的健旺、气血的盛衰均与肾气的盛衰密切相关，如先天禀赋不足、肾脏失常，肾精虚损，则生殖失主，可致无子；二者，若后天调护失当，或因诸般不良环境因素所伤，致使肾脏异常，肾精虚损，肾主生殖功能失职，亦致不育；三者，肾精难盛而易衰，易虚而难实。是故不育症均可责之肾虚，治当以补肾强精为主。待肾气盛，肾精强，肾脏健，则生育有望。骆氏妇科多以补肾强精法治之，常药用：菟丝子、枸杞子、石楠叶、淫羊藿、鹿角片等，每日服药1～2次，缓缓图治之。

案例三：肝郁气滞

宋某，男，34 岁，初诊日期：2015 年 8 月 20 日。

主诉：结婚 5 年未育。

现病史：结婚 5 年未育，女方有一次人流和一次稽留流产史。平时烦躁易怒，善叹息，晨起口苦，尿行畅，尿色黄，时腰酸，两胁抽痛，舌质偏红，苔薄黄腻，脉弦。既往有精索静脉曲张、中度脂肪肝病史。2015 年 8 月 13 日本院精液分析：量 5mL，液化时间 40 分钟；WBC：1 ～ 4 个 /Hp；密度：7，活率：48.6%，A 级 7.1%，B 级 1.4%，C 级 40.1%，D 级 51.4%，正常精子率 3.5%。

证属：肝郁化热，痰瘀滞络。

治宜：疏肝清热，化痰祛瘀散结。

自拟方：柴胡 6g，广郁金 12g，黄芩 9g，黄柏 10g，土茯苓 30g，当归 10g，丹参 30g，川芎 9g，地龙干 10g，路路通 9g，留行子（包煎）10g，地骨皮 12g，玄参 10g，茵陈 30g，车前子（包煎）30g，生甘草 6g，红枣 20g。14 剂。

外治法：骆氏腹敷Ⅱ号，2 次。穴取：天枢、石门、中极、气海、八髎，以疏肝理气、活血通络、清热利湿。一周 2 次，每次 25 分钟。

11 月 5 日二诊：药后腰酸好转，两胁抽痛减轻，口苦仍存，易烦躁，舌质偏红，苔薄黄腻，脉细小弦。治宗前法。

自拟方：柴胡 6g，黄芩 9g，茵陈 30g，车前子（包煎）30g，当归 10g，丹皮 10g，生山栀 10g，淡豆豉 10g，川芎 9g，决明子 30g，生山楂 12g，地龙干 10g，留行子（包煎）30g，枸杞子 12g，菟丝子 10g，仙灵脾 15g，炙甘草 6g，大枣 20g。14 剂。

12 月 21 日复诊：经中药辨证调治四月，患者尿行畅，尿色可，无腰酸，略烦躁，情绪较稳定，夜寐安，无口苦，舌质偏红，苔薄，脉细小弦。复查 B 超精索静脉未见异常。2015 年 12 月 13 日本院精液分析：量 4mL，液化时间 40 分钟完全液化；pH：7.6；WBC：3 ～ 8 个 /Hp；密度 $45×10^6$/mL，活率 82.9%，A 级 40.2%，B 级 24.9%，C 级 16.1%，D 级 18.8%，正常精子率 18%。治宗前法。

自拟方：柴胡 6g，黄芩 9g，茯苓 30g，广郁金 12g，炒薏苡仁 30g，当归 10g，丹参 30g，川芎 9g，生山楂 12g，地龙干 10g，留行子（包煎）30g，枸杞子 12g，菟丝子 10g，仙灵脾 15g，鹿角片（先煎）9g，杜仲 12g，炙甘草 6g，大枣 20g。14 剂。

嘱患者当月起未避孕，2016 年 2 月女方受孕，并于 2017 年 11 月 15 日足月顺产一健康女婴，母女平安。

按语：受多子多福、传宗接代等传统思想的影响，特别是乡间僻壤，家族及邻里，对不育症患者颇为歧视。患者常因婚后不育而心情抑郁，久之则肝郁化热日甚。而一些事业有成，婚久不育的患者，也常因后继乏人而心存忧虑，久之则因忧致郁、因虑气结，而致肝郁气结。此乃"久病致郁"。或患者素体肝木偏胜，多愁善感，喜悲易怒，亦常致肝气郁滞，而肝主疏泄，体阴用阳，喜条达冲和，活泼清灵，最忌抑郁或亢奋。肝之疏泄功能正常，气机调畅，才能气血平和，情志舒畅。如肝郁气滞日久，则肝失条达，疏泄失职，气机不畅，反过来又可加重肝气郁滞，尤其是不育症患者，病因久查不明，久治不愈，钱财、精力、时间耗尽，更是终日抑郁寡欢。然肝肾同源，精血互生，若肝之疏泄无权，藏血失常，则脏腑功能失调，而肾藏精、主生殖亦受影响。此乃"郁久致病"。故骆氏妇科指出肝郁气滞亦常为不育因素之一，临证不可不识。"木郁达之。"故当此证型治宜疏肝解郁。骆氏妇科每遇此类患者，必先热诚接诊，亲切交谈，示以同理心，解其情结，疏其抑郁，明其道理，再以疏肝解郁，调理气机之法治之，药用：柴胡、郁金、茵陈、木香、川楝子、白芍、甘草、香附等。经过一段时间治疗，患者肝气得以条达，气血冲和，则易于有子。

案例四：气血亏虚

马某，男，38岁，初诊日期：2015年3月6日。

主诉：结婚7年未育。

现病史：患者结婚7年未育，性生活正常，平常工作长期接触电脑，工作压力大，易感疲劳，略动则汗出较多，少气懒言，纳可，夜寐易醒，二便畅，体型偏胖。既往史：有脂肪肝史，否认外伤手术史，无烟酒嗜好，无腮腺炎病史。2015年2月17日本院AsAb：阴性；Torch：阴性；精液分析：量1.7mL，液化时间40分钟，完全液化；WBC：2～4个/Hp；密度24.2×10^6/mL，活率58.7%，A级5.4%，B级29.3%，C级24%，D级41.3%，正常精子率7.2%。舌质偏淡，苔薄腻，脉细软。

证属：气虚肾亏，痰湿阻滞。

治宜：益气补肾，化湿消痰。

自拟方：党参15g，生黄芪15g，炒白术12g，茯苓30g，陈皮6g，姜半夏9g，菟丝子10g，仙灵脾12g，石楠叶15g，鹿角片（先煎）9g，夜交藤30g，合欢皮12g，决明子30g，炙甘草6g，红枣20g。7剂。

三磷酸腺苷片（ATP）20mg×24粒×4盒，每次2粒，tid，po。

辅酶Q10胶囊，10mg×60粒×2盒，每次2粒，tid，po。

外治法：骆氏腹敷Ⅲ号。穴取：天枢、神阙、关元、气海、八髎，以温阳健脾、益气养血。一周2次，每次25分钟。

4月9日二诊：近期工作繁忙，易感疲劳，夜寐安，二便畅。舌质偏淡，苔薄，脉细软。治宗前法。

自拟方：党参15g，生黄芪15g，熟地黄15g，炒白芍12g，炒白术12，决明子 30g，生山楂 12g，枸杞子 12g，菟丝子 10g，仙灵脾 12g，石楠叶 15g，鹿角片（先煎）9g，炙甘草 6g，红枣 20g。7 剂。

4 月 16 日三诊：近日感咽部有痰，咳出不畅，无咽痛，自觉口气重，纳可，大便畅，尿行畅，精神转佳。舌质偏红，苔薄腻，脉细软。佐以健脾利湿化痰。

自拟方：生黄芪 15g，生白术 12g，防风 9g，茯苓 30g，茵陈 30g，厚朴 9g，薏苡仁 30g，桔梗 3g，象贝 10g，冬瓜子 10g，决明子 30g，菟丝子 10g，仙灵脾 15g，鹿角片（先煎）9g，生甘草 6g，红枣 20g。14 剂。

5 月 28 日复诊：近期偶有干咳，无咽痛，二便畅，夜寐安，口气重，胃纳可，精神佳。舌质偏红，苔薄，脉细小弦。

自拟方：柴胡 6g，黄芩 9g，茵陈 30g，茯苓 30g，薏苡仁 30g，厚朴 9g，生黄芪 9g，当归 10g，丹参 30g，菟丝子 10g，仙灵脾 15g，石楠叶 15g，鹿角片（先煎）9g，生山楂 12g，决明子 30g，生甘草 6g，红枣 20g。14 剂。

三磷酸腺苷片（ATP）20mg×24 粒 ×4 盒，每次 2 粒，tid，po。

辅酶 Q10 胶囊 10mg×60 粒 ×2 盒，每次 2 粒，tid，po。

7 月 24 日复诊：患者自觉情况尚适，纳可，夜寐安，二便畅。舌质淡红，苔薄，脉细软。治宗前法。

自拟方：八珍汤加生黄芪 15g，枸杞子 12g，桑葚子 10g，仙灵脾 15g，石楠叶 15g，决明子 30g，生山楂 12g，红枣 20g。7 剂。

2016 年 8 月 26 日女方足月顺产一健康男婴，体重 6 斤 4 两，母子平安。

按语：求子之道全赖于气血充足，且气血相生，精随血化，三者虚衰则无子也。"精神气血，皆脾土之所化生""心藏血，肾藏精，精血充实，乃能生育""种子者，贵乎肾水充足，尤贵乎心火安宁"（岳甫嘉语）；"气不耗，归精于肾而为精；精不泄，归精于肝化清血"（《张氏医通》）。精、气、血互滋互化。若久病劳倦，气虚不复，或素体脾虚，后天不足，或积劳损气，伤及脾胃，或思虑劳心，心脾两伤等皆可神伤精耗，气虚血弱，阴精亏损，精液化生乏源而有难嗣之症。骆氏妇科认为此类患者治当补心脾，益气血，药用人参、黄芪、白术、茯苓、当归、熟地黄、川芎、白芍、枸杞子、甘草等。待气足血充精满之时，则可育子。

骆氏妇科认为，男性不育症的病因是复杂多变的，又有主次的不同。所以，在治疗时，当分清轻重缓急和主次标本之分，以一法一方为主治疗患者的主要症状和主要病因，同时结合患者的次要症状和次要病因以辨证论治，时而益气补血，时而补肾填精，时而疏肝解郁，时而清热利湿，而非拘泥不变。同时还结合一些西药辅助治疗，以提高患者的精子质量，比如ATP（三磷酸腺苷）片和辅酶Q10。ATP参与精子的新陈代谢，为精子的运动直接提供能量。辅酶Q10是一种脂溶性抗氧化剂，能激活人体细胞和细胞能量的营养，具有提高人体免疫力、增强抗氧化、延缓衰老和增强人体活力等功能。ATP片和辅酶Q10均可提高精子质量，提升精子的活动率，促进受孕。

案例五：痰瘀阻滞

蒋某，男，27岁，初诊时间：2017年8月17日。

病史：患者结婚一年有余未育。性生活正常。平素劳累后感腰酸，会阴作胀，射精不畅，二便畅，夜寐安，舌质暗红，苔薄，脉细涩。8月17日本院查精液分析：量4mL；A级：4.4%，B级：16.7%，C级：24%，D级：54.9%，正常精子率：9.6%；液化时间：40分钟，完全液化活率：45.1%；密度：74.2×10^6/mL；WBC：0～1个/Hp。B超：双侧精索静脉曲张（左侧最粗内径2.6mm，右侧最粗内径2.2mm）。4月28日上海瑞金医院精子DNA碎片指数：19.04%。

诊断：①弱精症；②异精症；③精索静脉曲张。

证属：瘀血阻滞精脉，而致气血壅滞不通。

治则：活血化瘀，疏气止痛，佐以补肾之品。

自拟方：当归10g，丹参30g，川芎9g，地龙10g，黄芪15g，白术12g，柴胡6g，菟丝子10g，桑寄生12g，淫羊藿15g，鹿角片（先煎）9g，甘草6g，大枣20g。14剂。

外治法：骆氏腹敷Ⅱ号，4次。

实验室检查：测抗精子抗体（ASAB）+TORCH（疱疹病毒、风疹病毒、弓形虫病毒、巨细胞病毒）。

8 月 29 日二诊：服药后患者感腰酸好转，会阴作胀减轻，胃纳可，二便畅，夜寐安，舌质暗红，苔薄，脉细涩。本院报告：AsAb：阴性；Torch：正常。治宗原意。

自拟方：前方加王不留行籽（包煎）30g。14 剂。

外治法：骆氏腹敷Ⅱ号，4 次。

12 月 26 日复诊：经 3 个月中药内外同治，患者腰酸已愈，会阴作胀未发，射精较前通畅，舌质淡红，苔薄，脉细弦。今日复查精液分析：量 5mL，A 级：21.6%，B 级：28.4%，C 级：15.1%，D 级：34.9%，正常精子率：12.2%；液化时间：40 分钟；完全液化活率：65.1%；密度：$56.2×10^6/mL$；WBC：0–1 个 /Hp。继以补肾活血通络之法。

自拟方：菟丝子 10g，枸杞子 12g，淫羊藿 15g，石楠叶 15g，鹿角片（先煎）9g，当归 10g，丹参 30g，川芎 9g，地龙 10g，王不留行籽（包煎）30g，黄芪 15g，柴胡 6g，川楝子 10g，甘草 6g，大枣 20g。14 剂。

外治法：骆氏腹敷Ⅱ号，4 次。

2018 年 3 月 9 日复诊：本院复查 B 超：①双侧睾丸、附睾未见明显异常；②双侧精索静脉未见曲张。患者自觉情况尚适，舌质淡红，苔薄，脉细弦。继以前方续服。

按语：张景岳谓："疾病之关于胎孕者，男子在精，女子在血，无非不足而然。"精血乃生身之本，化育之基，维系机体之生长、发育与生殖之力。若诸多内外之因致使血行缓慢或瘀滞脏腑局部，则"气血不和，百病乃变化而生"，气血运行不畅，瘀血阻滞脉络，滞于下焦之精室窍道，精室失其血之荣养，瘀阻生精不利或难以生精而致不育。本例患者因常年坐位工作，引起精索静脉曲张，从而导致生精不利，故治疗始终宗活血化瘀通络兼补益肾精之法，药物上骆氏喜用地龙，地龙性寒味咸，李时珍在《本草纲目》称之为具有通经活络、活血化瘀之物，与黄芪、当归、川芎配伍更有益气活血通络之功。整方攻补兼施，扶正祛邪，标本兼顾。同时配合骆氏中药腹部穴位敷贴及离子导入治疗，内外同治，果然疗效显著。

参考文献

［1］世界卫生组织.世界卫生组织男性不育标准化检查与诊疗手册.北京：人民卫生出版社，2007.

［2］世界卫生组织编.谷翊群，陈振文，于和鸣，等.译.WHO人类精液及精子：宫颈黏液相互作用实验室检验手册.4版.北京：人民卫生出版社，2001.

［3］戴继灿，王天芳，李兰群，等.男性不育不同证型用药规律分析.湖南中医药大学学报，2014，34（4）：46-49.

骆氏经验方及用药特色

一、滋养肝肾抑抗汤

【组成】桑椹 15g，枸杞子 12g，山药 12g，知母 10g，黄柏 10g，玄参 10g，生地黄 12g，当归 10g，僵蚕 12g，徐长卿 30g，生甘草 6g。

【功效】滋养肝肾，滋阴降火，祛风抑抗。

【主治】肝肾阴虚火旺所致免疫性不孕不育。多见月经先期，经量偏少或多，经色红或暗红黏稠，腰腿酸软，口干咽燥，或头晕心悸，五心烦热。舌质红，苔少，脉细数或带弦。

【方解】本方中桑椹《唐本草》："味甘，寒，无毒。"入肝、肾经，能补肝益肾，熄风滋阴。《随息居饮食谱》："滋肝肾，充血液，祛风湿，健步履，息虚风，清虚火。"枸杞子滋补肝肾，益精明目。《本草经疏》："枸杞子，润而滋补，兼能退热，而专于补肾、润肺、生津、益气，为肝肾真阴不足、劳乏内热补益之要药。"山药甘平，入肺、脾、肾经，《本草正》："山药，能健脾补虚，滋精固肾，治诸虚百损，疗五劳七伤。"《纲目》："肾水受伤，真阴失守，孤阳无根，发为火病，法宜壮水以制火。"知母性味苦寒而不燥，上能清肺，中能凉胃，下能泻肾火；黄柏清热燥湿，泻火解毒，二药合用如《本草正》所言："知母佐黄柏滋阴降火，有金水相生之义。盖谓黄柏能制膀胱、命门阴中之火，知母能消肺金，制肾水化源之火，去火可以保阴，是即所谓滋阴也。故洁古、东垣皆以为滋阴降火之要药。"玄参、地黄、当归滋肾阴、清肝热而养肝血，清补结合。僵蚕与徐长卿相配增强祛风解毒之效。生甘草解毒清热，调和诸药。全方共奏滋阴降火，祛风抑抗之功。

【加减】兼有胸闷烦躁，乳房胀痛等肝郁化火者加柴胡、黄芩、山栀。

兼有带下色黄，湿热甚者加茵陈、薏苡仁。

本方于月经干净后开始服用，至排卵前后可加入桑寄生、菟丝子、淫羊藿续服。

二、温养脾肾调抗汤

【组成】生黄芪 15g，菟丝子 10g，党参 15g，炒白术 12g，广木香 6g，怀山药 12g，淫羊藿 15g，制黄精 15g，炒当归 10g，丹参 15～30g，僵蚕 12g，徐长卿 30g，甘草 6g。

【功效】温养脾肾，祛风调抗。

【主治】脾肾阳虚所致免疫性不孕不育。多见月经后期，经色偏淡或量少，腰膝酸软，头晕耳鸣或神疲乏力，大便不实，小溲清长或频数，四肢不温，舌质淡红或边有齿痕，脉细或细软。

【方解】黄芪补气固表，菟丝子平补肝肾，两者共为君药，具有免疫双向调节作用；党参《本草从新》记载"补中益气、和脾胃、除烦渴。中气微弱，用以调补，甚为平妥"，与白术、木香、山药配伍健脾益气，调节免疫；淫羊藿、菟丝子、黄精补肾益精；当归、丹参活血化瘀药对体液免疫和细胞免疫均有一定的抑制作用，与僵蚕、徐长卿、甘草相配增强祛风、抑抗、解毒之效，全方具有免疫双向调节之功。

【加减】兼夹痰浊者加胆南星、冰球子。如小腹冷痛，大便稀薄等虚寒甚者加肉桂、补骨脂。如腰膝酸冷，小便清长，夜尿频数等肾阳失固者加益智仁、桑螵蛸。

三、利湿化瘀消抗汤

【组成】知母 10g，黄柏 10g，土茯苓 15g，马鞭草 30g，红藤 30g，败酱草

30g，蛇舌草 30g，炒当归 10g，丹皮 10g，黄芩 9g，茵陈 30g，徐长卿 30g，僵蚕 12g，生甘草 6g。

【功效】清热利湿，活血化瘀，祛风消抗。

【主治】湿热夹瘀所致免疫性不孕不育。多见经期尚准或先后不定，经色红，时夹血块。带下增多，色黄或气秽，质黏稠，小腹隐痛，以排卵期和经期为甚，或腰骶酸痛，口腻，小便色黄而短，舌质红，苔黄腻，脉细滑数或濡数。

【方解】知母性味苦寒而不燥，上能清肺，中能凉胃，下能泻肾火；黄柏清热燥湿，泻火解毒，二者共为君药，为滋阴降火之要药。土茯苓、马鞭草、红藤、败酱草、蛇舌草、黄芩、茵陈清热利湿解毒，可以提高患者已经被减弱的免疫功能获得稳定，从而又抑制了亢进的异常的免疫反应；当归、丹皮活血凉血化瘀，具有减少炎症渗出，促进吸收并具有抑制细胞和体液免疫的作用；徐长卿既入血分，又有祛风解毒、活血化瘀作用，具有广泛的抗免疫作用；僵蚕味咸辛，归肝肺经，息风止痉，祛风止痛，化痰散结，与徐长卿相配，增加其祛血中风毒之力。生甘草解毒清热，调和诸药。

【加减】如经行不畅夹血块，大便秘结等瘀甚者加三棱、莪术、制川军。经行痛甚者加延胡索、制乳香、制没药。

四、内异Ⅰ号方

【组成】炒当归 10g，血竭 3g，京三棱 6～9g，莪术 6～9g，生地黄 12g，赤芍 9-12g，炙鳖甲 9g，夏枯草 15-30g，制川军 6g，枸杞子 12g，桑寄生 12g。

【功效】活血化瘀，化痰泄热止痛。

【主治】瘀热壅积之痛经、癥瘕等。

【方解】当归养血活血，治血分之要药。血竭活血和血，散瘀定痛。《本草纲目》："血竭除血痛，为和血之圣药是矣……此专于血分者也。"《日华子本草》："三棱治妇人血脉不调、心腹痛。莪术通月经、消瘀血。"《医学衷中参西录》曰：

"三棱、莪术……为化瘀血之要药……女子瘕，月闭不通，性非猛烈而建功甚速。"二者共用有破血行气，消积止痛之功。生地、赤芍清热凉血，炙鳖甲与夏枯草相配有化痰软坚散结之效。制川军"荡涤通腑、推陈致新"，《本草纲目》谓其有"下瘀血闭……破癥瘕积聚……诸老血留结……通宣一切气，调血脉……"有泄热祛瘀之妙用，枸杞子、桑寄生滋阴补肾，以防祛邪太过而伤正之弊。

【加减】经前经期加制乳香、没药、炒延胡索、益母草、薏苡仁行气利水，化瘀止痛。小腹冷痛加桂枝、艾叶。伴恶心呕吐加干姜。

五、内异Ⅱ号方

【组成】当归 10g，血竭 3g，京三棱 6～9g，蓬莪术 6～9g，黄芪 15g，炙鳖甲 9g，海藻 12g，海带 12g，山慈菇 10g，皂角刺 15g。

【功效】活血化瘀止痛，化痰软坚散结。

【主治】瘀痰互结所致之痛经、癥瘕等。

【方解】本方以当归、血竭、三棱和莪术为君臣药。方中当归养血活血，主冲脉为病，为治血分之要药。血竭活血和血，散瘀定痛。三棱味苦辛，性平，莪术辛、苦、温。辛以行气，苦以通泄、燥湿。二味均入肝、脾经，有破血行气、消积止痛之功。黄芪与当归相配，寓当归补血汤之义，且用黄芪，一则气盛可生血帅血，二则可免行气祛瘀之药伤气耗气之弊，三则能健脾利湿。《神农本草经》认为"（鳖甲）主心腹癥瘕坚积"，入肝脾血分，通血脉、散结、消癥，具滋阴潜阳、软坚散结之功。《神农本草经》认为"（海藻）消痰散结，利水消肿"。《医林纂要》认为，"（海带）补心，行水，消痰，软坚"。上药均佐君臣之力。山慈菇清热解毒，消肿散结；皂角刺辛咸，温，辛能散，能行血行气，咸能软坚散结，温能搜风、活血祛瘀，共行破瘀散结之举，起事半功倍之效。

【加减】经前经期加益母草、薏苡仁；疼痛剧烈时加乳香、没药；小腹冷痛，四肢不温者加炙桂枝、吴茱萸。

六、内异Ⅲ号方

【组成】菟丝子10g，续断10g，杜仲12g，枸杞子12g，黄芪15g，当归10g，丹参10～30g，牡丹皮10g，三棱6～9g，莪术6～9g，地龙10g，山慈菇10g，生牡蛎（先煎）30g。

【功效】益肾化瘀。

【主治】肾虚血瘀所致之痛经、癥瘕等。

【方解】本方治疗的疾病多本为"虚"，标为"实"，在治疗上需将活血化瘀与益肾相结合起来，综合调理。方中菟丝子、甘杞子、续断、杜仲相配为君，起到补肾调肝的作用，黄芪、当归益气养血活血，丹参、牡丹皮、三棱、莪术活血凉血破瘀，地龙性寒，味咸，长于通行经络，用于多种原因引起的经络阻滞，血脉不畅，与黄芪、当归、丹参等配伍增强活血通络止痛之功；山慈菇、生牡蛎软坚散结。全方标本兼顾，补泻相施。

【加减】大便稀薄或腹泻加白扁豆、木香、补骨脂；腰膝酸软加制狗脊、桑寄生。

七、骆氏松达汤

【组成】黄芪15g，当归10g，丹参30g，川芎9g，地龙10g，夏枯草30g，皂角刺12g，冰球子10g，穿山甲粉6g（吞服），甘草6g，红枣20g。

【功效】活血化瘀，软坚散结通络。

【主治】输卵管阻塞，或炎症后所致的盆腔炎性粘连、输卵管管壁僵硬等输卵管炎性不孕。

【方解】骆氏认为，脏腑功能失调，气血不畅，或经期不慎感受外邪，入侵冲任，气血阻滞，恶血不去，羁留胞宫胞脉，瘀久痰湿内阻，肾气不足，从而瘀血、痰湿、气滞、壅阻冲任脉络，继而出现输卵管不通或不畅、欠畅、粘连，碍于精卵相搏，故而不孕。方中黄芪、当归、共为君药，黄芪补气行血，固护正气，且根据"气行则血行，气为血之帅"，配伍当归养血活血，补血养血而不滞血；臣以穿山甲、地龙、川芎、丹参，穿山甲、地龙功能走窜经络、活血调经、散瘀消癥，丹参养血活血化瘀，川芎为血中之气药，可下行血海，行血而不伤血；佐以夏枯草、皂角刺、冰球子化痰软坚散结，甘草、大枣调和药性、顾护脾胃。全方共奏活血化瘀、软坚化痰、散结通络之效。

八、益君安胎汤

【组成】黄芪 15g，党参 10g，炒白术 10g，茯苓 15g，菟丝子 10g，桑寄生 10g，杜仲 10g，南瓜蒂 5 枚。

【功效】固肾健脾安胎。

【主治】脾肾两虚所致胎漏、胎动不安。

【方解】本方由黄芪、炒白术、党参、茯苓、菟丝子、桑寄生、杜仲、南瓜蒂组成。方中黄芪、炒白术健脾补气为安胎之要药，菟丝子、桑寄生、杜仲以补先天之癸水，固摄冲任为安胎之首选。党参、茯苓健脾培土以助芪术之力，南瓜蒂能系维载胎而不坠。本方乃宗傅青主"脾非先天之气不能化，肾非后天之气不能生，补肾而不补脾，则肾之精气何以遂生也，是补后天之脾，正所以补先天之肾也"之意。故全方共凑固肾健脾，固胞胎之气与血之效，冲任固则胎自安。

九、蒲红利湿化瘀汤

【组成】蒲公英 30g，红藤 30g，败酱草 30g，紫花地丁 15g，虎杖 15，乳香 9g，没药 9g，延胡索 12g，牡丹皮 9g，丹参 30g，赤芍 9g，柴胡 6g，黄芩 9g，生甘草 6g，大枣 20g。

【功效】清热利湿解毒，理气化瘀止痛。

【主治】湿热瘀结之急慢性盆腔炎及盆腔炎性疾病之后遗症。

【方解】蒲红利湿化瘀汤是骆氏妇科的家传验方。全方对于湿热瘀结，冲任气滞之盆腔炎。方中蒲公英、红藤、败酱草、虎杖为君药，清热解毒、化瘀散结；丹皮、丹参、赤芍、黄芩、紫花地丁为臣，清热化瘀止痛，且黄芩善清下焦湿热；柴胡、延胡索、乳香、没药疏肝理气、活血化瘀止痛为佐药；甘草、大枣调和诸药为使药。全方共奏清热利湿解毒，理气化瘀止痛之效。

十、逍遥化瘀盆炎汤

【组成】柴胡 6g，制香附 10g，川楝子 10g，延胡索 10g，丹参 15g，川芎 9g，红藤 30g，败酱草 30g，生甘草 6g，大枣 20g。

【功效】疏肝活血理气，清热利湿止痛。

【主治】慢性盆腔炎及盆腔炎性疾病之后遗症。

【方解】逍遥化瘀盆炎汤主要是用于慢性盆腔炎及盆腔炎性疾病之后遗症。方中柴胡、制香附疏肝理气，散结解郁，共为君药；红藤具有清热解毒、活血止痛，败毒散瘀的功效，败酱草清热解毒、化瘀止痛，二者共为臣；丹参、川芎养血活血化瘀，延胡索、川楝子行气止痛，且川楝子治气郁而有热之证，尤宜能疏肝行气止痛，共为佐药；甘草、大枣调和诸药为使药。全方共奏疏肝活血理气，清热利湿止痛之效。

临证心得及验案分析

一、胎漏、胎动不安、滑胎的临证心得

中医所称的胎漏、胎动不安和滑胎，就是西医所指的先兆流产和习惯性流产。中医古籍对此早有记载，如《千金方》说："妊娠血下不止，名曰漏胎。"汪石山说："常患堕胎，名曰滑胎。"《医宗金鉴》说："五七月已成形象者，名曰小产，三月未成形象，滑之堕胎。"说明古代医家早已对先兆流产和习惯性流产有了认识，并且对早晚期的流产分别定名。骆氏在治疗上述疾病中，积累了丰富的临床经验，现总结如下：

1. 以防为主，防治结合

骆益君老先生认为，安胎保胎既是治疗胎漏、胎动不安、滑胎的必要措施和重要法则，也是治疗不育症的不可缺少的最后一个环节。妇人之所以不育，除了不孕造成不育以外，最主要是因孕后发生胎漏、胎动不安而未能及时保胎和正确安胎而致流产或反复流产、习惯性流产（滑胎）而致。所以，无论是因不孕而致的不育（当已确定宫内受孕后）还是因流产所致的不育，安胎保胎至关重要。要坚持中医的"治未病"观点，并发挥其优势，预防在先，争取主动。对已有过流产史或习惯性流产史的患者，应当告知必须查出引起流产的原因，做好孕前调理，待祛除病因后方可受孕。如因月经不调，黄体功能不足者，则应补益肝肾，健脾养血，调治冲任。如因男方因素所致，则在调养女方的同时，着重调治男子，补肾填精助阳。待精壮经调方可受孕。如因血热伏于冲任，血海不宁者，当应清热凉血或养阴清热而使血海宁静，胞脉安宁。如因生殖道炎症，尤其是感染衣原体、支原体的患者，必须夫妻共同检查，共同治疗，以防相互传染，屡治屡

发。如因生殖系统的免疫抗体阳性者，则应辨证论治，运用补肾调肝健脾之法加上僵蚕、徐长卿等疏风抗敏之品以调节免疫、消除抗体。如因痰瘀互结形成癥瘕者，应先予活血化瘀，消痰软坚，以达消除、缩小或控制其癥瘕，尽量减轻其对于孕育的影响。如因有其他慢性病的，则应先祛其病或控制其疾病的发作，消除或减轻疾病对孕育的影响。当确定宫内受孕后，在先兆流产症状未出现前就应进行安胎。一旦出现先兆流产的症状如腹痛、腰痛、阴道流血，则应及时治疗，给予保胎，尽量防止流产。

2. 审因施治，安胎为先

安胎保胎是预防流产和治疗先兆流产的主要原则，而母体的疾病是造成胎漏、胎动不安、滑胎的重要因素。常见的有内分泌异常、免疫异常、全身性疾病的影响、感染因素、子宫异常及染色体异常。中医认为孕妇可因气血虚弱，以致胎元不固，不能正常发育；或因急性热病、局部炎症，热毒扰乱胎元而血热损胎；或妊娠期间不节房事，以致肾气亏损，胎元不固而损胎；或七情失宜、或外伤跌仆，伤气动血等血瘀碍胎，均可引起冲任之气不固，胎失所养而致胎漏或流产。又有因先天胎元不健以致胎元不坚，影响胚胎发育和胎儿成长。《经效产宝》中曰："安胎之法，因母病以动胎，保疗母疾，其胎自安；又缘胎有不坚，故致动以病母，但疗胎则母瘥，其理甚明，不可违也。"骆氏认为安则安静、安稳、平安也。保则保全、保留之意。肾为先天之根，胎居胞中，赖肾以载；脾为后天之本，气血生化之源，胎依气血滋养。孕时母体气血调和，肾壮则先天之根安奠，脾健则后天之本盈厚，因而胞宫宁静，胎元得以濡养而自安。故应根据孕妇的体质，在孕初或孕妇出现小腹隐痛，腰酸时就要审因施治予以安胎。当母病动胎或胎元不坚而使胎系不固，胎元动摇致使腹痛、腰酸、见红则即须保胎。总之安则胎稳为之先，保则胎固为之即。

3. 安胎之法，脾肾为本，气血为源

对于安胎保胎，朱丹溪主张"大补气血"，傅青主倡导"安胎重脾胃，补其气不足，泻其火之有余"。临床上的胎漏、胎动不安、滑胎以虚证为多见，骆氏

认为脾肾为安胎之本，气血为养胎之源，应以补肾、健脾、益气养血为主。因肾为先天之根，脾为后天之本。肾气盛，胎有所系；脾气旺则胎有所载；精血充则胎有所养，其胎自安。但临床上一些反复流产的患者，往往因屡孕屡坠而心情紧张抑郁，而不乏见其肝郁脾虚、肝郁肾虚之虚实夹杂症和肝郁血热、肝郁湿热夹瘀、血瘀肾虚之标实本虚症。治当疏肝解郁，凉血清肝，利湿化瘀治其标；健脾益肾，调理气血治其本。对于妊娠合并其它疾病的孕妇，如妊娠合并哮喘，妊娠合并高血压，妊娠合并糖尿病等，则当治病与安胎并举。用药遣方值得注意的是，滋补不宜过于辛热，调气不宜过于辛燥，清热不宜过于苦寒，理气不得过于耗散。而化瘀通利之品应当审慎，若确因病情需要，应遵"衰其大半而止"的原则，中病即止。药物之性，各有其偏所，既可安胎，也能伤胎，贵在用之得当，不必过分拘泥。只要用之恰当，非但无伤胎之虞，反有捷效之功。

常以黄芪 15g，白术 10g，菟丝子 10g，桑寄生 12g，杜仲 12g，茯苓 12g，南瓜蒂 20g 为基本方。方中黄芪、白术健脾补气为安胎之要药，菟丝子、桑寄生、杜仲以补先天之癸水，固摄冲任为安胎首选。茯苓健脾培土以助芪术之力，南瓜蒂能系维载胎而不坠。本方乃宗傅青主"脾非先天之气不能化，肾非后天之气不能生，补肾而不补脾，则肾之精气何以遂生也，是补后天之脾，正所以补先天之肾也"之意。全方故所以补先后二天之脾肾，以固胞胎之气与血，以履冲任固而胎得安之职。

如偏气血虚弱者加党参 10g，熟地黄 10g，首乌 15g，白芍 12g 等；偏肾虚者加续断 10g，覆盆子 10g，枸杞子 12g，石楠叶 15g 等；偏脾虚加党参 10g，山药 12g 等。偏血热加生地 12g，黄芩 9g，女贞子 15g，旱莲草 15g，苎麻根 10g等；已有阴道流血者加阿胶 9～12g，生地炭 12g，艾叶 5g，陈棕炭 10g，血余炭 10g（包煎）、侧柏炭 12g。阿胶应另炖加白冰糖烊化，切忌加酒。

对伴有脾胃虚弱、浊气上逆、升降失司的妊娠恶阻者则加用辛开苦降、寒温并用之味如黄连 2g，淡干姜 2g，姜半夏 9g，姜竹茹 9g 及砂仁（捣后入）3g，佛手 6g，陈皮 6g，苏梗 6g 等。

对伴有妊娠胆郁症者，则应清热利湿、疏肝利胆、活血化瘀安胎。

早期妊娠者加用柴胡 6g，黄芩 9g，茵陈 15g，僵蚕 9g 等，晚期妊娠者加当归 9g，炒丹皮 9g，广郁金 10g，炒栀子 10g。晚期可加大茵陈的剂量至 20～30g。

病案：陆某，女，30 岁，初诊日期：2009 年 5 月 22 日。

患者 14 岁月经初潮，经期尚准，经水量中、色红，无痛经，6 天净。25 岁完婚后连续 3 年均在孕 40 天左右见红而坠。今年 3 月因查出宫外孕而曾至我科要求中药保守治疗，次月保守治疗成功后，因故暂停治疗。此次来诊，诉 5 月 17 日转经，经水量色均可，感小腹微胀，6 天净。平素时感头晕乏力，腰膝酸软，面色欠华，舌质淡，苔薄，脉细。证属脾肾两虚，气血双亏。治拟健脾补肾，益气养血。

处方：党参 15g，黄芪 15g，炒白术 12g，炒当归 10g，熟地黄 12g，炒白芍 12g，炒川芎 9g，女贞子 15g，旱莲草 15g，菟丝子 10g，炙甘草 6g，红枣 20g。7 剂。

嘱经净第三天做子宫、输卵管造影。

6 月 5 日二诊：末次月经 5 月 17 日，经水量色均可，6 天净。5 月 25 日本院做子宫、输卵管造影示：右输卵管不通，左输卵管通畅。患者决定放弃右侧输卵管阻塞的治疗，并寄希望于左侧卵巢排卵时试孕。药后头晕乏力诸症均有所好转，舌质淡红，苔薄，脉细。治宗原意，上方出入。10 剂。

6 月及 7 月经净后，经阴超监测排卵，均显示右侧卵巢排卵，患者只能继续避孕，予以健脾补肾养血法，随症加减治疗，患者精神转佳，面色渐红润，头晕、腰酸等症均瘥。

8 月 23 日复诊：末次月经 2009 年 8 月 4 日。8 月 21 日于本院监测卵泡：右卵巢大小 14mm×21mm×22mm，最大卵泡 4mm×5mm×6mm，左卵巢大小：25mm×38mm×40mm，最大卵泡 19mm×21mm×21mm；8 月 22 日复测卵泡示：左卵巢优势卵泡已排出。患者感胸腹微胀，精神略有紧张，舌质淡红，苔薄，脉细小弦。治拟补肾养血，疏肝解郁，以助受孕。

处方：炒当归 10g，熟地黄 12g，炒白芍 12g，炒川芎 5g，炒白术 12g，枸杞子 12g，女贞子 15g，制首乌 15g，菟丝子 10g，淫羊藿 15g，石楠叶 15g，葛根 30g，柴胡 6g，郁金 12g，制香附 10g，炙甘草 6g，红枣 20g。6 剂。

9 月 4 日复诊：末次月经 2009 年 8 月 4 日，经水尚未来潮，脉象细滑，为喜脉之象，遂验尿妊娠试验：阳性。患者无腹痛等不适症状，予以健脾补肾，固冲安胎。

处方：党参 15g，黄芪 15g，炒白芍 12g，炒白术 12g，南瓜蒂 5 枚，苎麻根 10g，枸杞子 12g，桑寄生 12g，杜仲 12g，菟丝子 10g，淫羊藿 15g，石楠叶 15g，制首乌 15g，红枣 20g。7 剂。

9 月 11 日复诊：孕 38 天，今晨见少量咖啡色分泌物，伴轻微腰酸，无腹痛，无恶心，舌质淡红，苔薄，脉细滑。此乃脾肾虚弱，胎元不固之兆。须予健脾益气补肾，止血固冲安胎。

处方：黄芪 15g，焦白芍 12g，焦白术 12g，菟丝子 10g，淫羊藿 15g，石楠叶 15g，制首乌 15g，杜仲 15g，南瓜蒂 5 枚，苎麻根 10g，生地炭 12g，地榆炭 12g，白及 12g，锁阳 10g，芡实 10g，阿胶 12g（另烊化），红枣 20g。7 剂。

9 月 18 日复诊：孕 45 天，药后阴血逐日减少，腰酸廖，无腹痛，无恶心，舌质淡红，苔薄，脉细滑。今日本院 B 超提示：宫腔内见一囊性结构，大小约 6mm×12.5mm×13.7mm，内未见明显胚芽及卵黄囊。治宗原意，上方出入续服 7 剂。并测血 β–HCG。

9 月 25 日复诊：孕 52 天，药后阴血已止，感泛恶欲吐，纳呆便调，舌质淡红，苔薄，脉细滑。9 月 21 日查血 β–HCG ＞ 10000mIU/mL，9 月 25 日 B 超提示：宫内早孕，相当于 6 周左右，有胎心搏动，心率 128 次 / 分。治宜健脾和胃，益肾安胎。

处方：黄连 2g，姜半夏 10g，姜竹茹 10g，陈皮 6g，广木香 6g，南瓜蒂五枚，苎麻根 10g，枸杞子 12g，黄芩 9g，旱莲草 15g，制首乌 15g，菟丝子 10g，淫羊藿 15g，杜仲 15g，阿胶 9g（另烊化），红枣 20g。10 剂。

如上法随症加减保胎至孕三月余，11 月 12 日本院 B 超显示：宫内见一胎儿，胎动胎心阳性，胎心率 160 次 / 分，相当于 13～14 周，双顶径 25mm，头围 85mm，腹围 67mm，股骨长度 12mm，胎盘厚度 18mm，羊水深度 32mm。于 2010 年 4 月 23 日剖宫产下一健康男婴，体重 5 斤 4 两，身高 50cm。

按语：治疗滑胎，骆氏一贯坚持"治未病"观点，本着预防为主，防治结合的原则，孕前予以补肾健脾，益气养血，调理冲任为主；孕后则积极进行安胎保胎治疗，并维持超过既往堕胎的时间。《景岳全书·妇人规》云："凡治坠胎者，必当察此养胎之源，而预培其损，保胎之法，无出于此。"又云："凡胎孕不固，无非气血损伤之病，盖气虚则提摄不固，血虚则灌溉不周，所以多致小产。"本例患者三度坠胎及一次宫外孕保守治疗，以致脾肾两虚，气血双亏，再孕必导致重蹈覆辙。故未孕之前，先予四物汤养血调冲；菟丝子、枸杞子、女贞子、旱莲草补益肝肾；党参、白术、大枣健脾益气，以助后天气血生化之源。服药二月后，脾气渐盛，肾气渐复，气血渐调。2009 年 8 月 23 日来诊时恰值氤氲期，又因患者屡孕屡坠而心情紧张，故予补肾养血，疏肝解郁之品以助孕，当月果然受孕。孕后即服健脾补肾、固冲安胎之药以防在先。多数滑胎患者均有"应期而下"现象，本例患者在孕 40 天左右再次见红，因胎元系于肾，肾气盛则胎有所依，即予菟丝子、淫羊藿、石楠叶、杜仲补肾安胎以固其本；苎麻根、生地炭、地榆炭、白及、锁阳、芡实、阿胶养血止血固冲安胎；南瓜蒂能系维载胎而不坠；黄芪、白术、大枣益气健脾，从而达到后天补先天的目的，使肾气旺盛，冲任得固，气血充实而胎自安。

（谢正华）

二、活血化瘀法在复发性流产中的运用

复发性流产近年来呈现上升的趋势，中医治疗本病有一定的优势，临床常用

补肾健脾、益气养血法等安胎，而活血化瘀止血安胎法相对来说运用较少。而骆氏在多年的临床经验中认为根据中医学肾藏精，主生殖的理论，肾气的盛衰不仅关系到能否受孕，对妊娠后胎元的生长发育也起着很重要的作用；血以养胎，当胚胎形成时，冲任汇聚精血于胞脉以养胎，当精血运行不畅，以致瘀滞胞络不能供养胎元，肾虚与血瘀共存，屡孕屡堕。这与现代医学认为孕妇血液的高凝状态，影响了胎盘的血液供应及子宫内环境，从而导致胎停是不谋而合的。

故骆氏在治疗复发性流产时通常是辨病与辨证相结合，将中医的辨证与现代的检测手段相结合。根据患者的症状、舌质偏暗红紫暗甚者有瘀点瘀斑，脉弦滑，结合现代检测如血小板聚集率、D- 二聚、血黏度升高，ACL（＋）、ASAB（＋）或 B 超提示孕囊旁有积液，均可辨证为肾虚血瘀型。骆氏在补肾的同时善用活血化瘀药三七粉、当归，补肾化瘀止血以安胎。三七粉、当归均具有双向调节作用，能使瘀血去新血生，以达养血活血化瘀止血安胎之效。现代药理研究亦认为活血化瘀中药改善了孕妇血液的高凝状态，增加了胎盘的血液供应，改善了自贡的内环境，从而促进了胚胎的生长发育。

病案： 叶某，初诊日期：2009 年 8 月 3 日。

患者结婚 5 年未育。2007 年 5 月 30 日于当地省某医学院附属医院在全麻下行腹腔镜下盆腔粘连松解术＋子宫肌瘤剔除术＋左卵巢病灶切除术，术中共挖出完整瘤体 8 个，并切除左卵巢上蓝紫色异位灶。术前曾怀孕 2 次，均保胎未果而流产。术后半年子宫肌瘤复发并再次受孕，2008 年 2 月孕 50 天左右因不完全流产而行刮宫术，流产至今一年又半，屡治未孕。因求子心切，经朋友介绍特意从外省市赶来找骆春医生诊治。患者平素经期准，经水量多，色红，夹血块，无腹痛，轻度腰酸，5 天净。末次月经：2009 年 7 月 28 日，现无特殊不适，仅劳累后感乏力。2009 年 2 月 6 日省三甲医院阴超报告：①子宫多发低回声结节，考虑子宫肌瘤可能（子宫肌层回声不均匀，肌壁间可见多个中低回声结节，较大位于子宫下段，大小约 32mm×19mm，内回声不均匀，另于宫腔内可见大小约 22mm×29mm 的中低回声结节，边界清晰，内回声不均匀，宫腔内膜线显示不清）。②左侧卵巢内囊性结构（大小约 17mm×16mm），右侧附件区未见明显异常回声。舌质淡红，苔薄微腻，脉细数。诊断：①癥瘕；②滑胎原因待查。

证属：气虚肾亏，痰瘀互结成癥。

治拟：化瘀消痰，软坚散结，佐以益气补肾，标本兼顾。

处方：炒当归 10g，三棱 9g，莪术 9g，生蒲黄（包煎）30g，炒五灵脂 10g，炙鳖甲 9g，冰球子 10g，夏枯草 30g，生黄芪 15g，白芍 12g，桑寄生 12g，三七粉 2g（吞），血竭 3g，海藻 12g，海带 12g，红枣 20g。14 剂。

大黄䗪虫丸 3g×18 包 ×1 盒，每次 3g，每天 2 次，温水吞服。

检查：测定血抗精子抗体，抗子宫内膜抗体，抗滋养层抗体，抗透明带抗体，抗卵巢抗体，抗心磷脂抗体。

9 月 1 日二诊：患者原有习惯性流产史、多发性子宫肌瘤和左卵巢囊性结构史。末次月经 7 月 28 日。8 月 30 日当地医院测尿妊娠试验：阳性。拟诊为早早孕可能。今晨患者见带下夹浅咖啡色阴血，量极少，无腹痛，无腰酸，家属急切乘机飞来代诊要求予以保胎。

8 月 5 日回当地省医院作 B 超检查，显示：宫腔内可见大小约 3.5cm×1.9cm 的低回声结节。8 月 13 日血抗精子抗体阳性。抗子宫内膜抗体，抗滋养层抗体，抗透明带抗体，抗卵巢抗体，抗心磷脂抗体阴性。考虑到患者远隔千里情况特殊，故予以处方，并嘱家属让患者定期去医院检查血 β-HCG，必要时作 B 超检查，以排除宫外孕。建议卧床休息。

证属：脾肾亏损之体，又有癥瘕害及胞胎。

治当：急须固本保胎，兼以化痰软坚，扶正以祛风邪。

处方：生黄芪 15g，焦白芍 12g，焦白术 12g，黄芩 9g，菟丝子 10g，杜仲 10g，南瓜蒂 5 枚，苎麻根 15g，生地 12g，阿胶（另烊化）12g，枸杞子 12g，僵蚕 15g，炙鳖甲 9g，冰球子 10g，夏枯草 30g，炙甘草 3g，红枣 20g。7 剂。

建议卧床休息。

9 月 9 日三诊（网上复诊）：药后咖啡色阴道分泌物即止。9 月 8 日下午 6 点左右突见阴道出血，色红，夹少许血块，量约为一张卫生巾／日，无腹痛，无腰酸，轻微恶心，无呕吐，服中药后阴血渐止，今日又见，量同前，即去当地医院急诊，查B超提示：①宫内早孕（孕囊大小约 2.4cm×1.0cm，可见卵黄囊，未见明显胚芽及原始心管搏动回声）。②子宫多发实质性结节（肌瘤可能性大），大者大小约 3.2cm×2.2cm。③膀胱充盈欠佳，双侧附件区显示不清，建议充盈膀胱后复查。网上舌象照片显示：舌质淡红，苔薄。

辨证如前，治宜加强凉血止血固摄之力。

处方：前方加地榆炭 12g，侧柏炭 10g，乌贼骨 10g，生地改用炭。6 剂。

9 月 28 日四诊（网上复诊）：本月 8 日至 10 日连续 3 天，分别于晚饭前后阴道流血 1 个小时，服上方 1 剂后，9 月 11 日起未见阴血流血，仅尿后见少量深咖啡色分泌物，无腹痛，纳减疲软。故患者又按原方服用了 14 剂。9 月 28 日 B 超报告：①宫内早妊（孕囊大小约 4.4cm×1.4cm，可见卵黄囊、胚芽（长约 1.3cm）及原始心管搏动回声，心率约 174 次／分）。②子宫多发肌瘤，大者约 4.0cm×2.5cm（后壁），边界欠清，内回声不均匀。③右侧附件区无回声区（生理性？），大小约 5.3cm×3.2cm。④左侧附件膀胱未见明显异常声像。

证属：胎元渐坚，治守原意，击鼓再进。

处方：生黄芪 20g，党参 10g，炒白术 10g，炒白芍 12g，黄芩 9g，杜仲 12g，菟丝子 10g，枸杞子 12g，南瓜蒂 5 枚，炙鳖甲 9g，山慈菇 10g，夏枯草 30g，生地炭 12g，地榆炭 12g，僵蚕 12g，芡实 10g，莲房 10g，阿胶（另烊化）9g，红枣 20g，陈皮 6g。10 剂。

10 月 30 日五诊（网上复诊）：现孕 13 周又 3 天，上方服后，见红未再出现，且咖啡色阴道分泌物也日渐减少，现仅于早晨偶见浅咖啡色分泌物。今日 B 超报告：①宫内单胎中妊；②子宫多发实性结节（肌瘤？）。

证属：胎元渐固，但癥瘤未消，因癥积不去，漏下不止。

治宜：祛瘀生新。

处方：生黄芪 20g，党参 10g，炒白术 10g，炒白芍 12g，炒当归 10g，三七粉 2g（吞服），炙鳖甲 9g，山慈菇 10g，夏枯草 30g，象贝 9g，僵蚕 12g，黄芩 9g，厚杜仲 12g，菟丝子 10g，续断 10g，南瓜蒂 20g，红枣 20g，陈皮 6g。14 剂。

11 月 4 日六诊（网上复诊）：11 月 1 日晨起两次小便后均见少许咖啡色分泌物，至 10 时小便后排出一块约 2cm×1cm×0.5cm 的深咖啡色组织样块物，（见下图）排出后至今未见咖啡色分泌物。

此乃瘀浊已祛，新血乃生。

治宜：健脾补肾消抗，化痰软坚安胎。

处方：生黄芪 15g，生白术 10g，防风 10g，茯苓 15g，南瓜蒂 20g，苎麻根 15g，杜仲 15g，续断 10g，黄芩 9g，僵蚕 12g，枸杞子 12g，炙鳖甲 9g，冰球子 10g，夏枯草 30g，红枣 20g。14 剂。

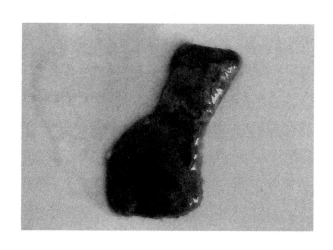

病案中血块

上图为 11 月 1 日阴道排出物照片，实物大小为：2.5cm×1cm×0.5cm。

11 月 11 日七诊：患者现孕三月半，10 月 30 日于省医科大学附属医院做 B 超描述：子宫内探及一胎儿及其附属物回声，双顶径约 2.1cm，头颅光环完整，脑中线居中，脊柱排列整齐，未见中断，胎心搏动规则，胎心率 160 次 / 分，见胎动，股骨长径约 0.9cm，羊水最深约 2.6cm，内透声清，子宫后壁可见多个低回声结节，大者约 4cm×3.1cm，边界清，内回声欠均匀，提示：宫内单胎中期妊娠。家属来院代诊，因有多次流产而心有余悸，要求继续保胎，巩固疗效。

处方：生黄芪 15g，生白术 10g，防风 10g，茯苓 15g，黄芩 9g，南瓜蒂 20g（5 枚），苎麻根 15g，石楠叶 15g，杜仲 15g，续断 10g，枸杞子 12g，炙鳖甲 9g，冰球子 10g，夏枯草 30g，僵蚕 12g，红枣 20g。14 剂。

继而前方随证加减，服至孕五月余而停药。2010 年 4 月 29 日足月剖宫产一 6 斤重的健康女婴。

按语：本案屡孕屡堕，损伤肾气，加之手术创伤，又复癥瘕，正气虚弱则血中风毒侵扰，诱发抗精子抗体的产生，以致患者脾肾俱虚、气血不足、气滞血瘀则痰瘀互结而癥瘕又聚。冲任不固与瘀积不祛，则标本相煎而漏下不止。故宜补益脾肾，使胎有所载；调养气血使胎得濡养；祛瘀软坚使胎无所害；扶正消抗使胎无所扰。因其患者漏下反复不止，故治当急需固本止血安胎，先投益气健脾、补肾固摄、凉血止血之品，方中黄芪、白术为健脾补气安胎之要药，白芍养血柔肝以养胎，术芍二药同为焦用，以增健脾收涩之功，黄芩乃为泄热安胎之要药，因白术性燥气闭，配黄芩能相辅相成，不燥不寒。杜仲、菟丝子、枸杞子补乙癸以奠先天之根基；阿胶滋阴养血止血安胎；更用"一根一蒂"（苎麻根、南瓜蒂）维系重载之胎。因漏而启用生地炭、地榆炭、侧柏炭、乌贼骨凉血止血固摄之品。待漏下势缓，则加澄源化瘀之当归、三七以祛瘀生新，二味合用，具活血养血而无出血之虞。再伍化痰软坚之冰球子、夏枯草、炙鳖甲，使瘀浊除则新血生，胎漏获止。方中僵蚕以祛血中风毒而消除抗体。全方集健脾补肾、化瘀软坚、疏风消抗于一体，妙在既能驱逐瘀滞而不伤胎，又能补气补血而不凝滞，终达安胎保胎之奇功。

（谢正华）

三、骆氏中医妇科运用"治未病"思想在优生优育方面的应用

海派中医妇科流派之一的骆氏中医妇科世袭八代，历代均坚持中医治未病的

观点。卫生部发布的《中国妇幼卫生事业发展报告》(2011)显示,我国是出生缺陷发病率较高的国家。根据对最近 15 年的出生缺陷的跟踪,出生缺陷的发病率由 1996 年的 87.7‰,上升到去年的 149.9‰,猛增七成以上。孩子是每个家庭未来的希望,孩子的健康对于家庭的幸福尤关重要。然而,新的《婚姻登记条例》把婚前医学检查不再作为强制性规定,婚前医学检查率大幅度降低,对优生优育方面造成一定影响。如何提高孕育质量,减少出生缺陷,成为当前临床上面临的重要问题。随着现代医学的科技发展,目前已开展多项孕前医学检查项目,这些检查项目都与优生优育有着直接联系。中医学早在《内经》就提出治未病理论,其精髓就在于预防为主,与现代医学的优生优育孕前检查的观点不谋而合。骆氏妇科运用中医治未病思想在优生优育方面更有着独到的见解,通过中医药对孕前和孕后的有效干预,在优生优育方面起到很好的效果。

1. 什么是中医治未病

治未病的概念最早出现于《黄帝内经》,《素问·四气调神大论》记载:"是以圣人不治已病治未病,不治已乱治未乱,此之谓也。"中医学"治未病"理论是中医学对于健康认识的具体体现和精髓之一。朱震亨在《格致余论》中曰:"与其求疗于有病之后,不若摄养于无疾之先;盖疾成而后药者,徒劳而已,是故已病而不治,所以为医家之怯;未病而先治,所以明摄生之理。如是则思患而预防之者,何患之有哉?此圣人不治已病治未病之意也。"医家重视养生,注重防病于未然的养生态度。《难经·七十七难》曰:"经言上工治未病,中工治已病者,见肝之病,不晓相传,但一心治肝,故曰治已病也。"可见古人在治疗疾病同时注重控制疾病的发展演变。所以治未病总结为三种意义:一是未病先防;二是既病防变,即在发病之初,早期诊断和早期治疗;三是积极去除病因,防止疾病的复发。

2. 治未病在优生优育方面的体现

《内经》治未病理论是中医学的重要指导思想之一,笔者多年来坚持中医治未病思想的观点,并发挥其优势,以预防为先,争取主动,积极做好孕前调理,待病因祛除后方可受孕，受孕后予安胎、保胎，以预防流产。

（1）适时而孕：临床上，多数就诊的夫妻注重女方的身体健康情况，往往忽视了男方体质，夫妻的体质对受精卵的质量非常重要，如《妇人大全良方·受形篇》有"赢女宜及时而嫁，弱男宜待壮而婚"。夫妻在备孕期间共同调理尤为重要，明代绮石先生提出："因先天者，指受气之初，父母或年已衰老，或乘劳入房，或病后入房，或色欲过度，此皆精血不旺，致令所生之子夭弱。"在此，说明了后代"夭弱"皆源于父母"精血不旺"，父母双方在精血不足情况下生育的后代则体质不佳。在父母体质精血旺盛之时受孕可达到优生优育这一目的，《素问·上古天真论》有"女子七岁，肾气盛，齿更发长……丈夫八岁，肾气实，发长齿更"，因此在适合的年龄生育，不宜过早或过晚。另外历代医家在针对父母体质精血不足提出具体措施。明·万全《幼科发挥》云："儿受父母之精血以生，凡五脏不足者，古人用生地黄丸主之。或问：五脏不足而专补肾，何也？曰：太极初分，天一生水，精血妙合，先生两肾。肾者，五脏之根本也。"临床中，骆氏妇科注重脾肾，肾主生殖，肾藏精，精血同源；脾为后天之本，以补养肾精，故提出以补肾健脾使父母精充血旺，达到优生优育目的。对有基础疾病的夫妻，在积极治疗原发病的同时，通过中医体制辨识运用中医药对体质干预，使机体阴阳平和，以有益于优生优育。

另外有调查显示，多数青年夫妇婚后避孕措施不完全，或者患上流感、风疹等病毒性疾病或者自身生殖免疫状况不佳，又未进行孕前优生检查而意外怀孕，结果引发流产、宫外孕等。因此，婚后进行优生优育孕前检查，实行有计划的自主怀孕是很有必要的。

（2）情志调养：中医认为情志也是优生优育的一个重要因素，清代医家陈复正云："胎成之后，阳精之凝，尤仗阴气护养，故胎婴在腹，与母同呼吸，共安危，而母之饥饱劳逸，喜怒忧惊，食饮寒温，起居慎肆，莫不相为休戚。"在此提出，除了饮食劳逸起居外，让孕妇免除强烈精神刺激，也是孕期不容忽视的事情。此外，古人还强调孕妇要注意性情修养和必须遵循一定的生活准则，如"端心正坐，清虚和一，坐无邪席，立无偏倚，行无邪径，目无邪视，口无邪言，心无邪念，无妄喜怒，无得思虑"。可见古代医家对适时养胎的情志方面多有要求。若不节制情志过激，必将七情内伤，影响脏腑功能，从而伤及胎儿。《傅青主女科》也提到"大怒小产"之说。世界卫生组织给健康重新下定义："健康不仅是没有躯体上的疾病，生理、心理、社会还要处于最佳的心理状态。"计划受孕前良好的心理状态与顺利受孕和胎儿正常发育有着非常密切的关系，早期妊娠阶段心理反应强烈，如矛盾、恐惧、焦虑等，孕妇出现的情绪不稳定，加上怀孕会使妇女在形体、心理、发生很大变化，许多孕妇甚至出现情绪低落、抑郁等也会对胎儿的发育产生不良影响，好的心情使产妇通过神经体液调节给胎儿提供一个良好的生长环境，促进胎儿先天素质和潜意识的发展。骆氏妇科对于未孕和已孕的患者，不仅给予有效的中医药治疗，还要根据患者的不同性格，掌握其心理状态，辅以心理治疗，使其心情放松，情绪转移，排除不良精神因素，以达药治与意治并重，可收事半功倍之效。

（3）安胎养胎：先天禀赋除了与父母精血的盛衰有密切的关系外，还与妊娠期的调养密切相关。同时安胎保胎既可以预防胎漏、胎动不安、滑胎等情况的发生，也可以在胎成之后，促进胎儿发育正常。骆氏认为安则安静、安稳、平安也；保则保全、保留之意。肾为先天之根，胎居胞中，赖肾以载；脾为后天之本，气血生化之源，胎赖于气血滋养。孕时母体气血调和，胎元得以濡养而自安。古代朱丹溪主张"大补气血"，傅青主提出"安胎重脾胃，补其气不足，泻其火之有余"。骆氏认为脾肾是安胎之本，气血为养胎之源，应以补肾、健脾、益气血为主。方药多以黄芪、白术健脾安胎；杜仲、枸杞、菟丝子以补肾安胎；阿胶、白芍以养血安胎；同时配伍黄芩以清热安胎。

（4）母体调养：对于先天禀赋不足的母体，后天能及时调养尤为重要，如张景岳在《景岳全书·杂证谟脾胃》中云："人之自生至老，凡先天之有不足者，但得后天培养之力，则补天之功，亦可居其强半。"通过后天饮食水谷之精，以补先天精气之不充，使母体转弱为强，足以孕胎载胎，由此可见后天调养的重要性。

唐·孙思邈在《千金药方》也有论述："儿在始日月未满，阴阳未备，脏腑骨节皆未成足，故自初迄于将产，饮食居处皆有禁忌。"孕中饮食起居均要注意，是以注意和调摄孕期营养，适应外界气候环境，防治外界不良因素伤害胎元。

3. 体会

骆氏妇科向来注重以中医治未病思想结合现代医学检测手段运用于临床优生优育工作，通过中医药对孕前和孕后的有效干预，在优生优育方面起到很好的效果，为众多的家庭带来了天伦之乐，作为妇科医生，深知孩子的健康关系到家庭幸福，国家强盛，人类健康繁衍，如何做好优生优育工作是我们临床医务工作者的职责。中医治未病思想是中医学的精髓，在中医理论指导下，通过中医药调理机体，减少孕前及孕期的不利因素，有利于胎儿的健康发育，在优生优育方面起到了积极的作用。

（曹赟赟）

四、骆氏妇科治疗崩漏的临证经验

摘要：骆氏妇科在治疗崩漏方面经验丰富，提出崩漏一证当有阴阳之分，虚实之别，寒热之异；且与肝脾肾密切相关；辨证为气虚、血热、血瘀三型。治疗上主张非专止涩，澄源为主，塞流为辅，复旧为本。临证察因细辨，虚者补之，热者清之，瘀者消之，审因论治，最终达到阴平阳秘，气血调和，任通冲盛，月事正常之目标。

中医对崩漏之症早有详细阐述。如古代文献巢氏《诸病源候论》所说："妇人月水非时而下，淋漓不断，谓之漏下，忽然暴下，谓之崩中。"《济生方》更明确指出："崩漏之疾，本乎一证，轻者谓之漏下，甚者谓之崩中。"如久崩不止，气血耗竭，必致成漏；久漏不止，病势日进，亦能成崩。因此崩与漏，仅是程度上轻重缓急的不同，在病症发生发展过程中常可互相转化，故临床上一般统称崩漏。临床所见的妇女不规则的子宫出血，如功能失调性子宫出血，女性生殖器炎症等疾病所引起的阴道流血等，均属崩漏范畴。

笔者师从骆氏妇科第八代传人骆春先生，跟师十载，发现骆氏妇科在治疗崩漏一证中经验丰富，临床疗效显著，现总结如下：

1. 骆氏妇科治疗崩漏的临床经验

（1）病因病机

骆氏妇科在长期的临床实践中体会到：崩漏一证当有阴阳之分，虚实之别，寒热之异。且与肝脾肾密切相关。因为女子以肝为先天，肝藏血，主疏泄，调节血海的血溢满盈，肝气条达，则血海按时满盈，经血定期而泻。脾为气血生化之源，主统血，经血的生成有赖于脾气的统摄。肾为先天之本，禀承于父母，藏精而主生殖，乃冲任之本。只有肝脾肾三脏和冲任、胞宫相互协调，则月经正常。然"虚、热、瘀"往往是导致冲任损伤，形成崩漏的最基本最重要的原因。

（2）临床分型

骆氏在临床实践中，将崩漏大致概括为气虚、血热、血瘀三型。素体虚弱或劳思伤脾，或多产房劳气虚肾亏而致暴崩下血或淋漓不绝，色淡质稀，面色苍白，或虚浮，倦怠乏力，气短懒言，纳食呆钝，腰足酸软，少腹滞垂，舌质淡，苔薄而润，舌体胖嫩或有齿印，脉细弱者，当辨为气虚之型，法当补虚塞流，固冲摄血，引血归经。常用方:《傅青主女科》固本止崩汤、补中益气汤、归脾汤化裁。重用黄芪 20～30g，党参 15g，白术 10g，当归 10g（用炭）补气培元固冲；用熟地黄 12g，首乌 15g，焦白芍 12g，阿胶（另烊化）9g 滋阴养血止血。

如兼有怔忡、惊悸、失眠等心脾两虚者，加枣仁 12g，远志 6g。肾阳虚加菟丝子 10g，仙灵脾 12g，补骨脂 10g 等；肾阴虚加女贞子 15g，旱莲草 15g，龟板 9g 等。经血暴下或经漏不止属滑脱不禁者，用陈棕炭 10g，煅龙骨（先煎）30g，煅牡蛎（先煎）30g，赤石脂 10g，乌梅炭 10g 等固涩之品。而临床所见往往错综复杂，如更年期及青春期崩漏，虽以虚证为多，然亦往往兼血热或血瘀，通因瘀血而用，涩为虚甚而施，无瘀而祛瘀，正气更伤；有瘀而涩血，关门揖盗。

故治疗时，虽以止血为目的，但在虚中夹实之症中，不能妄用峻补、固涩之品，除确系滑脱不禁者外，一般止血过程中，尤其是气虚夹瘀者往往佐以益母草、三七、茜草根等祛瘀生新之品，以免"闭门留寇"之误。

若因素体阳盛，喜食辛辣；或感受热邪，热盛于内，迫血妄行；或肝郁生热，情绪急躁，怒动肝火，血热腾沸；或肾水失藏，阴亏火炎，激动血络；或湿热蕴遏胞宫燔灼冲任，迫血妄行而致出血量多或血下如注，色鲜红或紫暗，质稠，或淋漓日久，或烦躁少寐，面赤口干。如兼湿热壅盛者，经净后则带下色黄秽臭。舌质红，苔薄或苔腻微黄，脉弦数或滑数。此乃血热之型，当以清热凉血以制沸，宁静血海以清源。可选用清热固经汤、丹栀逍遥散等随症化裁。根据阴阳虚实之别，宜滋阴清热，凉血生津，选用生地黄 12g，地骨皮 12g，玄参 10g，麦冬 12g，知母 10g，黄柏 10g，旱莲草 15g。予清热凉血止血可用黄芩 9g，生山栀 10g，血见愁 30g，地榆 12g。当育阴潜阳固涩需用炙龟板 9g，生牡蛎（先煎）30g。湿热蕴盛者用椿根皮 12g，土茯苓 15～30g，半枝莲 15～30g。夹瘀者配以祛瘀生新药物则加用蒲黄（包煎）30g，丹皮炭 10g，大小蓟各 10g，茜草根 10g 等。

又因流产或人流术后败瘀未尽，阻滞经脉，或经期产后行房损伤胞络瘀血阻滞，离经之血停留胞宫而致漏下，淋漓不断或骤然下血，量多，色紫夹瘀块，少腹痛，块下痛减或有低热，舌质黯红或舌尖边有瘀点，脉弦涩或弦紧，此属血瘀之型，治宜活血行瘀，疏通气血，荡涤胞络，祛瘀生新。可用四物汤合失笑散化裁。漏下不止，乍多乍少，少腹痛，宜活血行瘀疏通气血，寓止于通，用当归 10g，赤芍 9g，丹皮 9g，丹参 15g，茜草根 10g，益母草 30g，花蕊石（先煎）30g，香附 10g。下血量多夹血块用生蒲黄（包煎）30g，五灵脂 10g，茜根炭 10g，血见愁 30g，大黄炭 5g，三七粉 2～6g，香附炭 10g。

育龄期的妇女常因经期产后或绝育人流放环等手术后，起居不慎、劳累过度、房事不节等，引起女性生殖器炎症而导致崩漏，临床上以血瘀型、血热型（包括湿热）占据较多。中医所谓"胞宫湿热"似与西医的生殖系统炎症有关。

（3）治疗

骆氏一再主张治疗崩漏非专止涩，澄源为主，塞流为辅，复旧为本。这三大治疗法则，在临床上不能截然分开，必须灵活掌握，同时体会到澄源是治疗崩漏的一个十分重要环节，虽然止血是治疗的目的，但并非追求的目标。应遵循内经"治病必求其本"的理论以及"急则治其标，缓则治其本"的原则，根据崩漏的不同病程阶段灵活掌握"塞流、澄源、复旧"三个治疗步骤，在止血的同时，当辨其虚、热、瘀的不同，采取补虚止血、清热凉血止血、化瘀止血等方法，即塞流与澄源并用，澄源可助塞流，可防塞流留瘀。当血获止或出血之势缓解，则应澄清本源结合补肾、健脾、调肝固本复旧，二者同用治其崩漏常奏捷效。此外还需结合少女、妇女、老妇不同年龄段的生理因素，临证察因细辨，虚者补之，热者清之，瘀者消之，审因论治，最终达到阴平阳秘，气血调和，任通冲盛，月事正常之目标。

2. 典型病案

病案一：高某，女，47 岁，农民，初诊日期：1981 年 11 月 7 日。

病史：大产二胎流产 4 次，21 年前流产后出现血崩，每年农地劳动后发病，近年来症状加重，今年双抢后血崩，至今淋漓不断已二三月，屡经治疗未效，西医诊断为功能失调性出血，最近在外院住院治疗两个月，崩漏不止，患者由家属搀扶来诊，形体消瘦，面色苍白，头晕神萎，腰酸足冷，纳食呆钝，舌质淡，苔薄，脉细弱。血常规：血红蛋白 45g/L，红细胞 $1.68 \times 10^{12}/mm^3$，白细胞 $3 \times 10^9/mm^3$。气虚肾亏，藏摄无权，冲任不固，失血过多，气营两亏，亟宜益气摄血，补肾固涩。

处方：炙西芪 20g，党参 15g，焦白芍 12g，焦白术 12g，阿胶（另烊化）9g，仙鹤草 15g，煅龙骨（先煎）15g，煅牡蛎（先煎）30g，陈榆炭 10g，血余炭 10g，焦艾叶 5g，女贞子 15g，佛手片 6g，制首乌 15g，炙升麻 6g，红枣 20g。4 剂。

11月11日二诊：进益气摄血塞流之剂3天崩漏获止，精神较前已爽，纳食转佳，余恙亦均好转，舌苔薄质淡，脉细。血海已守，但因气随血耗，仍宜固守，故以原意扩充。

处方：炙西芪15g，党参15g，焦白芍12g，焦白术12g，狗脊15g，陈榆炭10g，熟地黄12g，女贞子15g，旱莲草15g，佛手片6g，制首乌15g，炙鸡金6g，陈皮6g，红枣20g。5剂。

11月16日 三诊：崩漏之后，带下气秽，头晕乏力，腰足酸楚，脉细，舌质淡苔薄（精神体力均大有好转，故能一人来诊）。正气亏虚，湿热之邪入侵，治再扶正固守兼清下焦湿热。

处方：炙西芪15g，党参15g，焦白芍12g，焦白术12g，狗脊15g，黄柏10g，椿根皮15g，墓头回15g，土茯苓15g，大小蓟各15g，女贞子15g，佛手片6g，制首乌15g，陈皮6g，生甘草6g。7剂。

12月7日四诊：上方服用7剂后，于11月29日转经，量不多色淡红，五天干净，腰足酸软。经后尚有带下，色清而稀。此乃脾肾两虚，气血不足。治当健脾补肾，固本复旧。

处方：炙西芪15g，党参15g，炒当归10g，炒白芍12g，炒白术12g，制首乌15g，女贞子15g，旱莲草15g，菟丝子10g，桑寄生12g，炒川断10g，白果10g，陈皮6g，炒薏苡仁30g，炙甘草6g。

续服7剂巩固疗效。1982年8月随访，诉今年农忙后崩漏未发，身体健康，能经常劳动。

按语： 患者流产4次，肾气亏损，冲任失固，又逢农事劳累，耗气伤脾，以致劳后辄发血崩，崩漏历久，气血日耗，已成滑脱不禁之势，故首重益气举陷，塞流固涩，养血补肾，增强固护正气，摄纳阴血之力。脾阳不运，则不思饮食，故佐以健脾调胃之品。《景岳全书》对崩漏症的善后调理指出："补脾胃以资血之源；养肾气以安血之宝。"四诊之治即此意也。

病案二：张某，女，49 岁，已婚，初诊日期：2011 年 12 月 26 日。

主诉：经水或量多如涌或淋漓不尽历时 4 年。

病史：患者既往经期准，经水量中偏多，色红，夹血块。伴小腹滞痛及腰酸，6～7 天净。2007 年 9 月无明显诱因下见阴道大量出血，色暗红，夹较多血块，伴腰酸如折，无腹痛，外院诊刮示：子宫内膜单纯性增生。继而 2008 年及 2009 年再次出现上述症状，须服止血药及诊刮方能经净。2011 年 11 月 12 日又出现阴道出血，量多如涌，色暗夹瘀，伴腹痛及腰酸，至来诊时阴血仍时多时少，淋漓不尽，舌质暗红，苔薄，脉细涩。当日本院阴超示：内膜 7.6mm，子宫后壁肌层多发性实质性占位灶（考虑肌瘤可能，一枚紧贴子宫内膜，大小 20mm×23 mm×25mm）。

证属：瘀滞胞宫，血不归经，日久气阴两虚。

治宜：化瘀止血，益气养阴，固冲摄血。

中医诊断：①崩漏。②癥瘕。

西医诊断：①更年期功血；②多发性子宫肌瘤。

自拟方：炒当归 10g，生地黄 12g，丹皮 10g，玄参 10g，生蒲黄（包煎）30g，煅花蕊石（先煎）30g，血竭 3g，三七粉 2 包（吞），党参 15g，生黄芪 15g，炒白芍 12g，炒白术 12g，炙甘草 6g，红枣 20g。10 剂。

2012 年 1 月 8 日二诊：服上药 4 剂后，阴血即止，感神疲乏力，腰膝酸软，舌质暗红，苔薄，脉细涩。经期将届，治拟祛瘀生新，佐以扶正之品。

自拟方：炒当归 10g，生地 12g，制香附 9g，生蒲黄（包煎）30g，煅花蕊石（先煎）30g，血竭 3g，三七粉（吞）2 包，益母草 30g，生黄芪 15g，玄参 10g，桑寄生 12g，续断 10g，炙甘草 6g，红枣 20g。7 剂。

2012 年 1 月 18 日三诊：1 月 10 日转经，较以往量减，色变红，夹少许小血块，无腹痛，轻微腰酸，6 天即净。经后当予健脾补肾，益气固冲，续清瘀血。我院复查阴超：子宫内膜线厚度 7mm，子宫后壁肌层多发性实质性占位灶（考虑肌瘤可能，大小 10mm×11 mm×13mm）。

自拟方：党参 15g，炙黄芪 15g，炒白芍 12g，炒白术 12g，桑寄生 12g，炒续断 10g，女贞子 15g，炒当归 10g，生蒲黄（包煎）30g，花蕊石（先煎）30g，三七粉 4g（吞服），炙甘草 6g，红枣 20g。14 剂。

随后两次月经的周期、经量均已正常，余恙悉瘥。

按语：《备急千金要方》说："瘀结占据血室，而致血不归经。"本例即为瘀结血室而致崩漏，故症见月事量多如涌，色暗夹瘀，腹痛腰酸，且日久不止反复发作，崩漏止则神疲乏力，故侧重化瘀生新以澄源，配益气养阴之品。复因气固血消，血固气耗，辗转相因，缠绵日久，气阴两亏，虚实夹杂之症，治当标本兼顾，源清流洁，血海宁静，故未用固涩之品而崩漏获止，后期着重健脾补肾扶正而告愈。

（徐慧婷）

五、骆氏妇科治疗妇科痛证的临证经验

笔者有幸师从于骆氏妇科第八代传人骆春，骆先生临证 38 年，擅长治疗妇科疑难疾病，对妇科痛证的治疗积累了丰富的经验，临床治疗多有良效。现将骆氏妇科运用中医中药治疗妇科痛证的经验介绍如下：

1. 痛证诊断，中西互参，探本究源

在妇科痛证的诊断中，骆氏灵活运用中医学四诊八纲，在脏腑辨证，气血辨证，经络辨证的基础上，配合妇科检查及实验室检查，全面收集妇科临床资料，为痛证的临床辨证施治提供了客观依据。妇科痛证的诊断主要是分辨痛的病因、部位和性质，还必须了解患者平素的生活、起居、饮食、体型之肥瘦、体质之强弱、发病的季节和疼痛的时间等方面，必须认真全面地考虑，以此探索其痛证的主要根源何在。

2. 痛证病机，常辨肝肾气血

妇科痛证的发病机理，与各种痛证大致相同，责之"不通则痛，不荣则痛"。然女子之体，一则善郁，郁则气滞而血瘀，阻滞全身或局部气血，经气闭阻而发为疼痛；二则易虚，女子一生经、孕、产、乳，数伤于肾精、气血，故女子之体，以虚证居多。

肾藏精而系胞，通诸经之血，为冲任之本；肝者藏血，性喜条达，主疏泄，为罢极之本。肝藏血，肾藏精，血的化生有赖于肾精，而肾精的充盛，亦有赖于血的滋养，故精能生血，血能化精，曰"精血同源"或"肝肾同源"。在病理上精与血的病变互相影响，以致肾气亏虚，肝郁气滞，冲任瘀阻，发为疼痛。

妇人一生，经、孕、胎、产，无不以气血为本，倚仗气血充沛、融通，故而气血平和，阴平阳秘，则身安无病；气血不和，阴阳失调，则百病丛生。骆氏认为，妇科痛证，新病责之气滞血瘀，气机不畅，瘀血内停，脉络不通；久病辨证气虚血瘀，正气内伤，血脉不行，瘀血停聚；病位冲、任、胞宫，终致冲任瘀阻，而发疼痛。正如唐宗海所说："运血者气也，守气者血也，气病则血不能独行，血病则气不能独化。"

3. 痛证治疗之一，疏肝理气化瘀

因女子"以肝为先天"，且女性本易多愁善感，面对压力而情绪难舒，则易致肝气郁结，瘀血内阻而疼痛。故治疗上予以疏肝理气化瘀为主。朱丹溪云："气血冲和，万病不生；一有怫郁，诸病生焉。故人身诸病多生于郁。"又云："经水将来腰酸腹痛，乃郁滞有瘀血。"肝为刚脏，最易动荡，如遇情志激动或所欲不遂，则肝郁不乐，气为血帅，血随气行，肝气郁结，冲任之气不利，可引起痛经，月经失调等，肝气横逆，气滞静脉，肝经循行路线上诸证皆现，诸如乳房胁肋胀痛，甚或结块等，无不责之于肝，因乳头属肝，两胁为肝之分野，皆为肝脉所布之处，情志变动，首先使肝气郁结，若肝气郁久不得泄越，则化火化热。肝阴渐衰，则肝阳必有所偏盛，于是化为风阳而上升，而致经行头痛。

故在治疗这一类情志所致之疼痛上，骆氏巧用逍遥散加减，疏肝解郁，适当佐以活血化瘀之药。方中白芍、当归养肝血，白术、茯苓健益脾气，柴胡入厥阴肝经而升发诸阳，盖肝为木气，喜调达而恶抑郁，少许薄荷、生姜以辛散透达。并可根据其疼痛的缓急，兼症的主次加减应用。如兼有受寒者，加吴茱萸、桂枝之品；兼有血瘀者，加桃仁、红花、血竭之品；兼有血热者，加红藤、败酱草等，李时珍曾说："败酱草治血气心腹痛，……古方妇人科皆用之，乃易得之物，而后人不知用。盖未遇识者耳。"兼有肝阳上亢者，加天麻、勾藤、生石决明等；兼有肝火偏亢者，加山羊角，甚则用羚羊粉或重用水牛角亦佳。

4. 痛证治疗之二，补益肝肾以平为期

《妇人规》云："虚痛者，于既行之后，血去而痛未止，或血去而痛益甚，大都可按可揉者为虚，拒按拒揉者为实，有滞无滞，于此可察。"由此可辨虚痛实痛。骆氏认为，妇科之虚痛证，多责之于肝肾，主张"调其阴阳，以平为期"。

本文多次提到妇人一生数伤肾精肝血，尤其在经期、孕期和产后出现的疼痛，多于肝肾不足有关。在药物的选择上，骆氏喜用果实种子类药物平补肝肾，收敛固涩，有取类比象之意，果实类种子类药乃植物之实之子，按功能类比，能繁殖生命。且其性多为平性、微温、微凉，味多有甘或酸，甘能平补肾精肾气，培复天真；酸则性收敛，能秘精涩血，敛肾强封藏以固精。用药频率较高的补肾固精药物是菟丝子、桑椹子、女贞子、枸杞子、金樱子、覆盆子等，这些均为果实种子类药材。

5. 痛证治疗之三，祛瘀喜用虫类、树脂类药

清代名医叶天士在《临证指南医案》中，多次提及"初病在经，久病入络，以经主气，络主血"，"病久、痛久则入血络"。骆氏认为在配伍用药之时，可适当使用虫类药物及树脂类药物，以使冲任瘀阻得散，胞脉胞络失畅得调，恶血得去，新血归经，气血荣通而得新生。虫类药物属灵动血肉之品，具有行走攻窜、通达经络之特性，因其药力峻猛而走窜止痛效果卓著。树脂类药物，用于妇科痛证，多选用其活血化瘀、行气止痛之功效，此类药物多具浓郁的辛香走窜之性，但性味较为平和，《医学衷中参西录》云："虽为开通之品，不至耗伤气血。"

临证多选用水蛭、乳香、没药、血竭等。水蛭性平味咸微腥，《医学衷中参西录》云："水蛭其味咸，善入血分；为其原为嗜血之物，故善破血；为其味腐，其气味与瘀血相感召，不与新血相感召，故但破瘀血而不伤新血；且其色黑下趋，又善破冲任中之瘀……"乳香、没药、血竭均为树脂类药物，《医学衷中参西录》："乳香、没药，二药并用，为宣通脏腑、流通经络之要药……又善治女子行经腹疼，产后瘀血作痛，月事不以时下。"血竭散滞血诸痛，专于血分。以上药物活血定痛，酌加于活血化瘀方药之中，使药性锐而韧，直达病所。

总而言之，骆氏治疗妇科痛证，重视诊断，抓准病机，补虚泻实，用药灵巧。疏肝理气调气血，平补肝肾益冲任，活血祛瘀通经络，则"通则不痛，荣则不痛"。

（徐慧婷）

六、墓头回、凌霄花治疗黄白带下症之体会

在临床中，骆氏常将墓头回与凌霄花联用，治疗各类黄白带下每获捷效。

墓头回为菊科植物苦卖菜的干燥全草。味苦微酸涩，性微寒、入肝。其作用为泄热止血、收涩。功能主治：治温疟，妇女崩中，赤白带下，跌打损伤。入药中煮煎时气味臭，但药入口时无臭味感。凌霄花为紫葳科植物紫葳的花，味酸性寒、入肝、脾、肾经，具有泻肝热、凉血祛瘀之功。以上两药合用有清利湿热止带之功。

病案一：吴某，女，30岁，初诊日期：2000年8月28日。

患者带下量多近一年，色时黄时白、稠而气秽、阴部瘙痒。曾于市三级专科医院作白带常规检查：脓细胞（+++）。给服知柏地黄丸、妇科千金片及阴塞洁尔阴泡腾片等疗效不佳。故来本院要求服用中药汤剂治疗。本人接诊时，患者除了上述症状外，伴有头昏腰酸、足跟微痛、神疲乏力、舌质偏红、苔薄黄、脉细弦。

证属：肝肾不足，湿热下注。

治宜：清养并治。

处方：知母 10g，黄柏 10g，椿根皮 12g，土茯苓 15g，墓头回 15g，凌霄花 10g，生地黄 12g，甘杞子 9g，炒白术 10g，粉萆薢 12g，桑寄生 12g，炒川断 10g，蛇床子 15g，车前子 15g，生甘草 6g。

9 月 4 日二诊：服用 7 剂后，药后带下已少、色白、阴痒明显好转，头昏腰酸乏力等症均瘥。辨证如前，治守原意，前方随症略有出入，再投 7 剂后，诸症已瘥。白带常规：白细胞少许。

病案二： 相某，女，23 岁，初诊日期：2001 年 9 月。

患者带下绵绵伴小腹隐痛一年，曾就诊于乡镇卫生院，诊断：盆腔炎。给服妇科千金片、环丙沙星等治疗，症状略有好转，月经期稍延后而至，经量中、色暗红、夹血块，小腹疼痛，5～6 天经净，经前乳房胀痛明显。近一周来带下量增多、色黄、秽臭，小腹疼痛，舌质偏红，苔薄黄腻，脉弦数。白带常规检查：脓细胞（+++）。

证属：肝经郁热，夹湿下注。

治宜：清化法。

处方：柴胡 6g，黄芩 9g，川楝子 10g，炒延胡索 12g，龙胆草 5g，墓头回 15g，凌霄花 10g，知母 10g，黄柏 10g，椿根皮 12g，土茯苓 15g，炒当归 10g，丹皮 10g，红藤 30g，败酱草 30g，制乳香 5g，制没药 5g，生甘草 6g。

患者服药 3 剂感到乳房胀痛消失、带下量减少、色淡黄、小腹痛止。10 月 2 日经行，量色均可，血块已少，小腹痛未发，5 天净。经净后带下量少、色白，小腹微微不适，下肢酸软，头昏面浮，舌质淡红，苔薄微腻，脉虚弦。出现虚象，但肝脾湿热未清，续于清热化湿、疏肝理气。

处方：知母 10g，黄柏 10g，椿根皮 12g，墓头回 15g，凌霄花 12g，柴胡 6g，黄芩 9g，川楝子 10g，广郁金 12g，茯苓 15g，粉萆薢 15g，生白术 10g，菟丝子 10g，薏苡仁 30g，生甘草 6g。7 剂。

服用后作白带常规检查：脓细胞（－），白细胞（－），诸症基本痊愈。

按语：病案一为虚实夹杂，虽黄白带气秽、阴痒等湿热实证，然又见兼头昏腰酸、足跟微痛等肝肾不足之虚证，故用知柏、生地黄、甘杞子等滋养肝肾而清热。墓头回、凌霄花、椿根皮、土茯苓清热利湿而止带，故能以平补平泻而获效。

病案二纯属湿热实证，为肝经气滞郁热，夹湿流注带脉，故以柴胡、黄芩、川楝子、延胡索疏肝理气泄热。墓头回、凌霄花、知柏、椿根皮、土茯苓清热化湿止带，服用 7 剂主要症状明显好转，再投 7 剂以善后遂愈。

（骆春）

七、骆氏妇科针药结合治疗排卵障碍性不孕症临床举隅

目前，现代社会生活压力大、环境污染等相关问题影响生育，不孕不育症逐年增加，同时也造成一定的社会影响，据调查显示，不孕夫妇的离婚率是正常人群离婚率的 2.2 倍[1]，由此可见不孕症的危害性，骆氏妇科在针对此类疾病的诊治，发挥传统医学的优势和特色，通过临床不断探索，结合针灸疗法，为患者缩短疗程，提高受孕率。

1. 传统医学和现代医学对排卵障碍性不孕症的认识

目前，在不孕症中排卵障碍性不孕约有 20%～35%，占女性不孕症的第二位，是一种常见的内分泌功能失调性疾病，主要是由下丘脑－垂体－卵巢功能轴紊乱所致。排卵功能障碍作为不孕症的主要原因之一，表现为无排卵或排卵功能不良和黄体功能不全（LPD）。据资料统计，不孕症中有 25%～40% 系无排卵引起，有 3.5%～10.0% 由 LPD 引起。现代医学认为，下丘脑－垂体－卵巢之间的相互调节是女性生殖分泌的核心，称为下丘脑－垂体－卵巢轴，正常排卵周期的建立有赖于完整的下丘脑－垂体－卵巢轴的调节功能，其中任何一个环节异常均可导致卵泡发育缓慢、卵泡发育至一定程度闭锁，无优势卵泡形成，成熟卵泡不破裂或虽排卵黄体功能不足而致不孕。在现代药理研究中发现，中药可改善

下丘脑、垂体、卵巢、子宫等器官的异常形态，使内分泌激素及其受体水平恢复正常，通过调节性腺轴的功能而达到促排卵的效果。补肾方药能使其腺垂体、卵巢形态学恢复正常，垂体促性腺激素升至正常，卵巢孕激素受体由阴性转变为阳性，补肾药物同时也可调节肾上腺皮质功能。高雄激素、高胰岛素是多囊卵巢综合征的常见表现，不孕大鼠的这种状态为补肾中药所纠正的机制可能是部分通过调节胰岛素样生长因子-1（IGP-1）及其受体而不是影响肝细胞膜上的胰岛素受体来实现的。

传统医学对于生殖生育的认识有自己的理论体系，《黄帝内经》曰："女子七岁，肾气盛，齿更发长；二七而天癸至，任脉通，太冲脉盛，月事以时下，故有子；三七肾气平均，故真牙生而长极……"古人很早对生理生殖有了认识，指出"肾为先天之本"和"肾主生殖"，肾气足，天癸乃生，月经按时来潮，从而构成了"肾－天癸－冲任－子宫"的中医生殖轴。后世医家也有相关描述，如"经水出诸肾"（《傅青主女科》）、"月水全赖肾水施化"（《医学正传》）。由此可见，古代医家观点一致，月经的产生以肾为主导。

排卵障碍性不孕是现代医学名词，根据临床表现可归属于中医的月经病、断续等，《女科要旨》中"妇人无子皆由经水不调……种子之法即在调经之中"，古代医家对不孕首先注重调经，除了对肾为先天之本的重视意外，从中医理论和整体观出发，其他脏腑的相互影响对于疾病的发生和治疗也非常重要。《丹溪心法》曰："若是肥盛妇人，禀受甚厚，恣于酒食之人，经水不调，不能成胎，谓之躯脂满溢，闭塞子宫。"脾主运化水谷精微以化生气血又运化水湿，脾虚运化失职，水湿内停，聚湿成痰，痰浊阻滞，气机不畅，冲任二脉受阻，壅塞不通，也会影响卵子的成熟和排出，致月经停闭或不孕。肝藏血，为"血海"。肝的藏血功能与疏泄作用须相互协调，肝气条达则血脉流畅，肝血下注冲脉胞宫，使卵泡得以按期生长成熟，卵子得以按期排出，则月经正常。因此，其病机常涉及多个脏腑气血阴阳失调，而多表现兼夹发病，故而许多医家认为排卵障碍是综合因素作用的结果。然因女性生殖与肝肾功能最为密切，故多数医家认为肾虚和肝郁是不孕症的病机本质，而血瘀和痰湿是最常见的继发病机。主要是由于肾虚精亏、血海亏虚、气滞血瘀引起肾气－天癸－任冲－胞宫性系统出现紊乱致使卵泡发育不良、卵泡周期长等障碍而不孕。

2. 骆氏妇科的诊疗思路

骆氏在女性认识不孕症方面，对肾、脾、肝三脏腑功能尤为重视，肾主生殖、主藏精，肝主藏血、主疏泄，脾为后天之本，故月经的产生和调节关系最密切的脏腑是肾、肝、脾，三脏腑功能盛衰影响肾－天癸－冲任－胞宫生殖轴的平衡，胞宫藏泻失常，表现月经不调、不孕。故本病的病机主要有肾虚、肝郁、瘀滞胞宫，痰湿内阻等所致脏腑功能失调，冲任气血紊乱，胞宫不能摄精成孕。不孕症病程一般较长，常以年计，因此，缩短治疗时间对于患者尤为重要，骆氏妇科在临床不断探索，发展内外同治，内服中药可以调节和加强脏腑功能，在提高自我修复能力的同时又针对局部的病理变化发挥治疗作用。冲任经脉气血和畅是排卵的主要条件，因为针灸能够调节人体神经、内分泌等系统的功能，所以古人也用针刺治疗不孕证，遵循先人的治疗原则注重调经，一方面根据月经周期的阴阳转化，在对症施治采用补肾、疏肝、化痰、活血等法的同时，根据阴阳消长、气血变化的规律，不同时期选择不同中药治疗。施治的大原则一般为补肾—活血化瘀—补肾—活血调经，重在补肾，辨证调治，从调理冲任治疗卵巢功能失调性疾病，如闭经、不孕症、卵巢早衰等方面疗效显著，能明显促进卵巢排卵，调节下丘脑－垂体－卵巢轴的功能。骆氏将卵泡发育不良视为肾阳虚伴有肾阴不足。自拟方：巴戟天、菟丝子、熟地黄、续断、党参、炒白术、鹿角霜、黄精、枸杞子、何首乌等。另一方面骆氏强调在辨证和辨病的基础上，以补肾为大法，为卵泡发育打好基础，在卵泡发育良好，当其直径 ≥ 18mm 予以针灸促排卵，起到事倍功半的效果。此外，对于肝郁的患者，除了中药口服骆氏强调心理疏导的重要性。

3. 针灸在促排卵中起到的作用

骆氏妇科在治疗排卵障碍性不孕方面，辨病和辨证相结合，以补肾、健脾、疏肝、通络的原则上，进行选穴位刺激。通过穴位针刺，调节脏腑功能，以达到肾气－天癸－任冲－胞宫平衡，肾气充盛，任冲脉盛，气血调和，适时交媾，摄精受孕。目前针灸促排机理尚未明确，部分学者认为通过针刺能够刺激下丘脑－垂体系统促使性激素分泌增加，使 LH/FSH 恢复正常，使得排卵正常。

（1）操作：经 B 超检测检测卵泡直径≥ 18mm 时，给予配合针灸治疗，取穴子宫（双）、中极、关元、太溪（双）、足三里（双）、三阴交（双）、太冲（双）、太溪、丰隆。子宫（双）、中极、关元、足三里（双）分别电针刺，每日 1 次，60 次 / 分，每次约 30 分钟，连续 3 ～ 7 天；太冲穴（双）、丰隆针刺，每日 1 次，120 次 / 分，每次约 30 分钟，连续 3 ～ 7 天，直到卵泡排出即停止。通过不同频率的电针，电针者起到温补的效果，对于虚寒体质的患者，可采用温针治疗，增强温阳效果；针刺者起到疏泄的效果。

（2）选穴原则：关元为足三阴经、任脉之会，是男子藏精、妇人蓄血之处，该穴是补肾培元、调补冲任之要穴。《备急千金要方》曰"妇人绝子不生，胞宫闭塞，灸关三十壮，报之"，故关元是治疗妇科病首选穴位；中极为肾肝脾、任脉之会，膀胱之募，中极具有补肾摄冲之功效，主治不孕不育、月经不调、崩漏带下、遗尿遗精、产后恶露等症，中极、关元合配，培元固本，补肾摄冲，使精血之生化有源；子宫穴《针大成》载"子宫治妇人久无子嗣"。局部直接作用于子宫、卵巢等女子生殖器官，促进子宫、卵巢等女子生殖器官的血供，有利于卵泡细胞的成熟、排放。太溪穴，肾经原穴，"肾藏精、病在溪"，以此补肾填精。同时，足三里补脾益气，配三阴交以活血化瘀，元·王国瑞《玉龙歌》云"痰多宜向丰隆寻"，以丰隆穴除痰湿瘀滞。诸穴共同作用，在补肾填精益气基础上加以疏泄通络，使肾气－天癸－任冲－胞宫性系统功能和谐而易于受孕。

4. 典型病案

病案一：陈某，女，25 岁。初诊日期：2012 年 5 月 15 日。

主诉：结婚一年，未避孕未孕。

现病史：平素月经后期，曾西药人工周期治疗。末次月经 5 月 7 日（药物诱经），月经量少，经行脐周绞痛两天，轻微腰酸，经前乳胀，7 天可净。来诊时带下清稀，无阴痒，二便畅。

既往史：既往体健，否认高血压、糖尿病、冠心病等慢性病史；否认肝炎、结核等传染病史；否认外伤手术史。

月经婚育史：11 岁初潮，经水量少，色暗红，已婚未育。

过敏史：海鲜过敏，否认药物过敏史。

舌象：舌质偏红，苔薄白。

脉象：脉细小弦。

辅助检查：2012 年 4 月 18 日松江中心医院阴超示：双卵巢多囊结构，子宫未见明显异常。

中医诊断：月经后期。

证候诊断：肝肾阴虚证。

西医诊断：多囊卵巢综合征。

治法：滋养肝肾，活血调经。

方用：生地黄 12g，枸杞 12g，制首乌 15g，菟丝子 10g，紫石英 30g，紫河车粉（吞服）6g，炒当归 10g，炒川芎 9g，炒白术 12g，炒白芍 12g，女贞子 15g，覆盆子 10g，炙甘草 6g，红枣 20g。7 剂。

2012 年 6 月 18 日二诊：末次月经 5 月 7 日（药物诱经）。至今未见蛋清样白带，无胸腹胀，带下适量，色白，无阴痒，大便稀薄，2 次 / 日。舌质偏红，苔薄，脉弦数。

今日测尿 HCG：阴性。阴超：子宫内膜线厚 5mm，双侧卵巢均见较多小卵泡（10 余枚），左右最大一枚分别为 5mm×5 mm×5mm 及 5mm×6 mm×7mm。

拟方加强健脾补肾，利湿化痰。

自拟方：原方加陈胆星 9g，7 剂。

2012 年 8 月 28 日三诊：末次月经 8 月 13 日，量中等，色红，夹少许血块。经行第一二天伴腰酸腹痛，胃纳可，夜寐安，大便 1 ～ 2 次 / 日，质偏溏。舌质偏红，苔薄，脉弦数。

今日阴超：子宫内膜厚度 5.6mm，双卵巢见 10 余枚小卵泡。

2012 年 10 月 11 日：末次月经 8 月 13—18 日。10 月 8—10 日见蛋清样白带。刻下胃纳可，寐安，大便 1～2 次/日、质实。

今日自测尿 HCG：阴性。阴超：①内膜厚 8.2mm；②双侧卵泡大小 15 mm×18 mm×19mm 及 5 mm×6 mm×7mm。

自拟方：黄芪 15g，炒当归 9g，丹参 30g，炒川芎 9g，地龙 9g，皂角刺 15g，夏枯草 30g，冰球子 9g，制首乌 15g，黄精 15g，菟丝子 10g，紫石英 30g，紫河车粉（吞服）6g，石楠叶 15g，京三棱 6g，蓬莪术 6g。7 剂。

针刺：促排卵疗法 ×3 次。

该患者经过两个周期中药配合针灸促排于 2013 年 12 月足月剖宫产下一健康女婴。

按语：本患者结合舌脉，辨证属于肝肾阴虚，故先从肾论治，骆氏认为，辨病和辨证相结合，在补肝肾基础上注重消痰化浊，脏腑气机升降失常，血行瘀滞，致痰瘀相杂而因痰致瘀，妇人若调摄不当，痰饮和瘀血留滞胞宫、冲任、胞脉，则痰瘀互生，而冲任失畅，胞宫、胞脉功能失调，从而导致妇科疾病的发生。骆氏在拟方中常选用象贝母，夏枯草，皂角刺、冰球子、胆南星等化痰软坚，三棱、莪术、当归、红花等祛瘀通络散结，使痰化瘀散，气血流畅。治疗期间结合 B 超检查可见优势卵泡出现，经间期可见蛋清样白带出现，遂于排卵期加入针灸促排卵，针刺调经法促卵泡发育的效果较好，促进卵泡子宫内膜的生长发育，同时，针灸调经法能较好地维持黄体功能，并有良好的调经作用，从而达到助孕的目的，且无明显不良反应。

长期以来临床经验，骆氏妇科注重辨病辨证相结合，临证之时应辨别痰与瘀，但根据痰瘀相关理论，酌情在治痰时兼顾化瘀，或化瘀时兼顾祛痰，以防止痰瘀互结，在临床上得到了很好的证实。

参考文献

［1］Chey，Cleland J.Infe rtility in Shang hai：preva lence，treatment seeking and im pact［J］.J obste tgy naeco l，2002，（22）：643-648．

［2］魏美娟，俞瑾.补肾药对雄激素致无排卵大鼠垂体及卵巢的形态学变化观察［J］.中国中西医结合杂志，1993，13（3）：164-166.

［3］孙斐，俞瑾.中药天癸方对雄激素致不孕大鼠血 Leptin 及垂体促性腺系的影响［J］.中国中西医结合杂志，1999，19（6）：350-352.

［4］李桂玲，归绥琪.补肾中药对雄激素致不孕大鼠胰岛素样生长因子1及胰岛素样生长因子1受体的影响［J］.中国中西医结合杂志，2000，20（9）：677-678.

［5］张敏，郭瑾，董汉章，等.中西医结合治疗输卵管阻塞性不孕60例［J］.四川中医，2012，30（8）：84-86.

［6］刘立公，顾杰，杨韵华.不孕证的古代针灸治疗特点分析［J］.中医文献杂志，2005，21（1）：14-16.

（曹赟赟）

八、骆益君对中医妇科有关心身疾病之初探

由于妇女的心理、生理特点，情志方面疾病或与精神因素密切有关的妇科诸症较多。20世纪80年代初，骆益君对奥地利心理学家、精神分析学派的创始人－西格蒙德·弗洛伊德开创精神分析学说和精神分析法产生浓厚兴趣，就潜心心身医学，浅探中医学七情致病的理论与心身医学的关系，分析内因七情（心理因素）对妇女健康和造成的常见妇科疾病及治疗效果存在的潜在影响。

1. 心身医学的概念

在当前科学研究中，心身医学属于重要的一门学科，医学心理学对临床工作

的重要意义，心理因素在健康和疾病中的作用，近年来愈来愈得到全世界医学界的重视，人是有机的整体，精神和躯体（心和身），在这个统一的生命系统里共同起着作用，影响这着人体的健康和疾病，发生疾病的原因虽多，但可归纳为心因和体因两大类，在疾病的发生和演变中，心理（精神）因素起主导作用者称为心身疾病，或心理生理疾病。心身疾病的研究，加深了人们对疾病本质的认识，开拓了医学研究的一个新领域。心身疾病的范围很广，是心身医学的主要研究对象。人们一直在努力用各种研究方法来阐明关于心理社会和生理因素对躯体疾病的发生演变和结局的影响，所以这些因素对于人的健康以及许多疾病的预防和治疗都十分重要。

心身疾病有广义和侠义两种概念，广义的看法认为，心理和躯体的现象是同一生命过程的两个方面，各种疾病都是多因性的，因此，心理因素必然会对每一病理过程起着一定作用，所以各种疾病都与心理因素和情绪反应有着不同程度的联系。狭义的看法则认为应该只限于心理因素和情绪反应在病因上起着主导作用的那些疾病，包括那些由于情绪反应对内脏、脑和下丘脑的影响，并且通过植物神经、内分泌和运动神经系统的作用而累及内脏功能的疾病，目前比较普遍接受的是后一种概念。

2. 中医对心身相关理论的论述及发展

在中医学理论中虽然没有"心理学""心身疾病"的名词，然而其心身医学思想却是极为丰富的。

早在 2000 年前《内经》就已明确指出了心身相关的概念，对情绪在疾病和健康中的作用，就有了很多精辟的论述，如《素问·天元纪大论》说："人有五脏化五气，以生喜怒思忧恐。"这是说在正常情况下，五脏之气能化五志，是五脏生理功能的一部分，如五志太过，即超限的情绪变化，能使五脏产生病变。故《内经》有"怒伤肝""思伤脾""恐伤肾""喜伤心""忧伤肺"等情志内伤学说。即大怒伤肝，大喜伤心，思虑伤脾，悲忧伤肺，惊恐伤肾，这就是致病的内因，亦就是通常所称的内伤七情。又如《素问》："血有余则怒，不足则恐。"《灵枢》有："志意和则精神专直，魂魄不散，悔怒不起，五脏不受邪矣！"上述的论著，说明古人已经觉察到心理和躯体、脏器功能、防御系统等的内在联系，初步勾划了心身的整体观念。后世医家宗《内经》又有许多补充和发展，值得研究和借鉴，如《金匮要略》经文中有不少章节提到了心理学方面的问题，如"千般疢难，不越三条"，初创了中医学的三因学说。陈无择在仲景学说的基础上予以发挥，明确了心理因素是致病重要因子之一，奠定了中医学在病因学上奉为准绳的三因理论体系。

3. 中医的七情致病理论与心身疾病的关系

中医学历来认为人的心理活动是与内脏功能密切相关的，因为人在大自然中，必须和周围环境密切接触，情志时刻在活动变化，但是虽动而有节制则无伤，如过动妄动，就会影响生理变化，使脏腑气血功能紊乱而导致疾病的发生。但七情之病，宜分为二，有内因脏气偏而外现七情之状者，有外因触动七情，而内伤五脏之气者。明·张景岳在这种指导思想下，进一步阐明了精神活动和内脏功能具有相互影响的论点，创"因病致郁，因郁致病"之说。

中医学认为，心里活动与内脏功能密切相关，精神有害因子是通过阴阳、气血、脏腑、经络等功能失调而造成精神或躯体疾病，可引起阴阳失衡，气血不和，经络阻塞、脏腑功能失调等一系列病理表现。《内经》："大惊卒恐，则气血分离，阴阳破坏，经络厥绝，肺道不通。"又如《素问·举痛论》："百病生于气，怒则气上，喜则气缓，悲则气消，恐则气下，惊则气乱，思则气结。"张景岳云："气之在人，和则为正气，不和则为邪气，凡表里虚实，逆顺缓急，无不因气而至，故百病皆生于气。"这些都说明了七情失调与人体内脏有密切关系。根据心理生物医学的研究表明，情绪激动，中枢神经过度紧张紊乱，可使机体免疫力下降，会促使有些病症发病率提高，中医学文献也说明了内脏功能的健全，是精神健康的基础，精神活动又对内脏功能具有影响。

4. 中医的内因七情所致的常见妇科疾病

中医学内因七情所致的常见妇科疾病有心理因素与体质因素两个方面，在妇

科领域里经常能看到由于心理因素导致疾病或加重了某些疾病的实例，前人有
"女子多郁"之说，由于妇女的心理生理特点，在情志方面的症状尤其突出，由
于精神情绪刺激可影响脏腑气血功能活动，导致肝气郁结、心火上炎以及脾胃气
滞，运化失常等影响冲任功能从而导致月经失调，经行前后诸证、绝经前后诸证
及闭经、痛经等，此乃"因郁致病"。反之因患某些妇科慢性疾病如不孕、崩漏、
癥瘕等病，久治不愈，可影响精神情绪变化，出现精神抑郁焦虑或情绪易于激惹
等现象，称为"因病致郁"。前病宜用意治，以制脏气之变，后病必须药治，以
调脏气之偏。上述情况说明心理因素与妇科疾病的相互影响和相互关系。

5. 骆氏妇科对绝经前后诸证的认识与体会

绝经前后诸证主要表现为妇女绝经前后，随着月经紊乱或绝经，出现阵发性
烘热汗出、五心烦热、烦躁易怒、情绪不稳、头晕耳鸣、心悸失眠、面浮肢肿、
或皮肤蚁走样感等症状，这些症候往往参差出现，轻重不一，持续时间或长或
短，短者仅数月，长者迁延数年。且绝经前后诸证，每遇精神刺激易发或加重，
故骆氏认为其亦属于身心疾病范畴，与身心医学密切相关。

（1）病因病机的认识

本病为本虚标实，多脏合病所致。《素问·上古天真论》曰："女子七七任脉
虚，太冲脉衰少，天癸竭，地道不通，故形坏而无子也。"多数医家认为肾虚为
绝经前后诸证的主要病因，由于五脏六腑关系密切，肾虚会导致脏与脏、腑与腑
间功能失调。肾的阴阳平衡失调，可导致心、肝、脾等多脏病理改变，从而使本
病出现复杂多样的表现。生理上，心肾水火相济，若肾阴不足，不能上济心火，
使心火独亢，出现心火亢甚证候；肝肾乙癸同源，肾阴不足，精亏不能化血，水
不涵木，导致肝肾阴虚，肝失柔养，肝阳上亢，出现肝火旺盛证候；肾为先天之
本，脾为后天之本，先后天相互充养，脾阳赖肾阳以温煦，肾虚阳衰，火不暖
土，又可导致脾肾阳虚证候。

骆老先生在此基础上，结合心身医学的理论，发现多数病案都因遭受不同
程度的精神刺激诱发或加重疾病。《灵枢·天年》指出："五十岁，肝气始衰，肝

叶始薄。"因为女子以肝为先天，历经经、孕、胎、产等屡伤肝血，使肝气失养而易致肝气亏虚。所谓"肝气"即肝之精气及其功能活动，妇女的绝经，不仅是肾虚天癸竭，而且与生理性的肝气不足导致疏泄不及，中断了有余血液转化为月经密切相关。同时，七情以肝为先，大凡性情急躁或性格内向，多思善忧或遭受过精神刺激者则本病的发病较高。七情拂郁则肝失条达，气郁日久化火；绝经前后妇女已是肝肾不足之体，再加之火热煎灼，则更加重肝肾阴虚，且可导致它脏病变。

《医宗金鉴》："脏，心脏也。心静则神藏，若为七情所伤，则心不得静，而神燥扰宁也。故喜悲伤欲哭，是神不能主情也。"《灵枢》："心者，五脏六腑之大主也……故悲哀忧愁则心动，心动则五脏六腑皆摇。"因"心藏神"，心主血脉主神明，主血脉者乃血肉之心也。非心理学范畴之"心"，与心理学有关之"心"是神明之"心"。一般言"心情舒畅""内心苦闷"等，此心者，均属藏神之"心"，心有统率全身脏腑、经络、形体、官窍的生理活动和主司精神、意识、思维和情志等心理活动的功能，故为"五脏六腑之大主"，可见七情所动必影响到心，心神受扰。现代医学实验证明，情绪激动紧张，可使肾上腺素分泌增加，呼吸加快加深，心脏搏动加快加强，血管张力增加，血压上升，血糖增高，含氧量也增加，如突然受惊吓，则呼吸会暂时会中断，外周血管收缩，脸色苍白，口干，出冷汗等。忧郁可抑制胃肠蠕动及消化液分泌，而使食欲减退。心理病理学研究证明，情绪与脑的边缘系统密切有关，而边缘系统又为植物神经整合中枢，故情绪活动必伴有植物神经功能的改变，这些改变所产生的症状，以中医观点是属于心神受扰而导致阴阳气血脏腑经络的功能病变。由此可见，肾虚是本病的主要病因，肝失疏泄、心神受扰是本病的主要病机。

（2）诊治经验

①心身同治，疏导情志

中医学对情志病变极重视心理疗法。心理疏导亦是治疗中不可或缺的重要部分。如《素问·阴阳印象大论》早就有"怒伤肝，悲胜怒……喜伤心，恐胜喜；……思伤脾，怒胜思；……忧伤肺，喜胜忧；……恐伤肾，思胜恐"及"以情胜情"等治法，后人以此为精神治疗的根据，其中且贯串着五行相制的理论。

绝经前后的妇女，因其处于特殊的年龄阶段，极易由于生理的改变引起心理异常，因此心身失调是妇女绝经前后诸证的突出特点之一。若忽视该特点，仅用药物治疗，效果很有限。《妇人之方》云："改易心志，用药扶持。"《东医宝鉴》指出"欲治其病，先治其心"，以使"精神安乎神"。骆老先生在临床上注重心理治疗，强调药治与意治并重，认真倾听病员心声，严守医密，细心体察症结所在，为患者排忧解愁，循循善诱进行心理疏导，解除患者的恐惧焦虑心理，探本穷源，对症下药，建立良好的医患互信关系，医患配合，以达事半功倍之效。

②标本兼顾，调补并进

本病发生在妇女绝经前后，由于肾气渐衰，冲任亏虚，精血不足，阴阳失调，脏腑功能紊乱而引起一系列的病证，其症候虽繁，然其本为虚，且本虚中以肾虚（肾阴虚）、肝肾阴虚为主，心火、阳亢、气滞、痰凝为标。骆氏推崇叶天士"女子以肝为先天"之古训，认为绝经前后诸证是由于天癸将竭，肝失疏泄，气机不畅所致。同时绝经前后女性易受七情影响，根据"心藏神"心又为五脏六腑之大主，故治疗始终以滋补肝肾为主，将条畅气机、养心安神贯穿于治疗的整个过程，同时兼顾泻火宁心、健脾化痰等。总之，在治疗上应结合临床辨证，辨其标本，施以肝肾、心肾、脾肾同治，或多脏同治才能症药相应，药到病除。

③病症复杂，抓治主症

绝经前后诸证病症复杂，治疗时难以面面俱到，应首先抓住患者最痛苦的或最明显的症状给予治疗，继则因势利导，取得疗效。增强信心之后，再治疗其他证候，这样患者更能配合医生，坚持治疗，多数人能得到良好的效果。

④预防为先，防治并重

本病预防极为重要，要以和为养。这个"和"字，包含多层意思，不管是饮食、起居、环境、情志、身体都要讲一个和字，要调和、温和、和谐有度。

首先应让患者保持心情乐观，正确对待本病，善于自我控制，自找乐趣，自得其乐，切忌烦躁发怒。其次要其适当参加体育锻炼，以增强体质。最后建立良好的医患关系，同情患者疾患，争取患者的信赖，使患者能向医生敞开心扉，使医生了解患者的心理症结，做到防治并重。

（3）病案分析

①脏躁（围绝经期综合征）

戴某，女，46岁，工人。

绝经2年，情绪易激动，头晕烘热，时时汗出，肢软乏力，近因邻里纠纷，精神抑郁，无故烦躁，甚至悲泣不能自主，夜难入寐，梦扰纷纭，腹胀嗳气，大便干结，舌质偏红，苔薄，脉息弦细，证属心血亏虚，肾阴不足，肝气郁结，阴虚阳亢。治以甘润养心，疏肝解郁，滋阴潜阳。方用甘麦大枣汤合逍遥散化裁加龙牡以潜阳制亢。

处方：淮小麦30g，炙甘草9g，大枣20g，酸枣仁10g，生白芍12g，云茯苓12g，远志5g，广郁金10g，柴胡6g，白蒺藜10g，柏子仁10g，生龙骨30g，生牡蛎30g。

上方服7剂，二诊时情绪大有好转诸恙悉减，故宗原意增加萸肉、杞子等滋养肝肾之味续服14剂而奏全功。

按语： 本案的一系列症候群，属情志疾患，其原因是在此期间的妇女进入老年期的一个转折点，有些女子可能生理功能失调的反应比较显著，一时难以适应。另一方面这个阶段的妇女工作、家庭变迁、生活环境等各种因素影响，造成心理上苦闷或孤独忧郁，导致心阴相对不足，肝气肝阳相对偏旺，这是更年期妇女易发脏躁病的内在因素。《灵枢》："肝气虚则恐，实则怒。""心气虚则悲，实则笑不休。"尤在经："血虚脏躁，五志生火动必关心，脏阴既伤，穷必及肾。"说明脏躁病必与心肝机能紊乱、心神有余不足之变化有关，同时影响及肾。肾阴不足，脏气紊乱，阴阳失调，虽为脏躁病之重要病机，而本病案发病前曾因邻里纠纷遭受精神刺激，说明情志失调，精神抑郁致肝失疏泄确是引起脏躁病的主要病因，针对该患者我们抓住目前最痛苦的症状进行辨证施治。对于本症的药物治疗，《金匮要略·妇人杂病》："妇人脏躁，喜悲伤欲哭，象如神灵所作，数欠伸，甘麦大枣汤主之。"用小麦能和肝阴之客热，而养心液，且有消烦利溲止汗之功，故以为君；甘草泻心火而和胃，故以为臣；大枣调胃，而利其上壅之燥，故以为佐。故方用甘麦大枣汤甘润养心，逍遥散疏肝解郁，配以龙牡以潜阳制亢。二诊时患者情绪好转，诸恙悉减，继以萸肉、杞子等滋养肝肾，以达标本兼顾，调补并进之效。中医学对情志病变极重视心理疗法。因此在治疗此类疾患时，药治之外，如能根据患者不同性格，掌握其心理状态，辅以心理治疗，使其精神松弛，情绪转移，排除不良精神因素，往往可以获得良好的疗效。

②脏躁（围绝经期综合征）

许某，女，54 岁，职员。

妇人年逾半百，绝经 3 年，形体瘦弱，平素工作劳累，时感肢软无力，心悸失眠。年内痛失手足，深感悲伤，时时欲哭，神疲乏力，喜欠伸。心烦不得寐，双目干糊，头部抽痛，腰酸如折，纳谷尚佳，大便不实，小溲尚畅，舌质淡红，苔薄，脉细小弦。证属气血虚弱之体，肾精已亏，复以七情所伤，则肝郁肾虚，心脾受损，致脏阴不足而发脏躁。治拟健脾益气以养血，疏肝解郁以调气，滋养肝肾以养阴，宁心安神以潜阳，润燥缓急平五脏。封藏之季，拟予膏方调之，并予怡情，从本论治，平衡阴阳。

膏方：生晒参（另煎汁入膏）200g，党参 200g，生黄芪 200g，炒白术 120g，炒白芍 120g，炒当归 100g，丹参 150g，炒川芎 90g，淮小麦 300g，炙甘草 90g，大红枣 300g，柴胡 60g，广郁金 120g，川楝子 100g，炒延胡索 100g，甘杞子 120g，川石斛 300g，女贞子 150g，旱莲草 150g，密蒙花 150g，青葙子 100g，菟丝子 100g，桑寄生 120g，金毛脊 150g，厚杜仲 150g，天门冬 120g，怀山药 120g，补骨脂 100g，石楠叶 150g，炒白扁豆 100g，夜交藤 300g，酸枣仁 120g，珍珠母 300g，灵磁石 300g，山羊角 300g，滁菊 100g，僵蚕 100g，广木香 60g，砂仁（后入）30g。

另加辅料：黑枣 250g 蒸后去核收膏时入，核桃肉 250g，湘莲 200g 另炖，收膏时入龙眼肉 300g。

上料清水浸透一昼夜，浓煎 3 次，去渣存汁。加入 阿胶 250g，龟板胶 100g，鹿角胶 100g（上胶加黄酒 500g 融化），白冰糖 400g，饴糖 200g。即将成膏，逐加辅料，文火收膏，以滴水成珠为度。每日早晚各 1 次，每次 1 匙，沸水冲服，忌食生冷、辛辣，感冒、泄泻时停服。

继膏方后患者正好有事来院，特来告知感谢，诉药后情绪已稳定，夜寐已安、精神转佳，诸羔悉减。

按语：患者年逾五旬，天癸已绝，肾精已虚，且脾气素虚，气血生化不足，形体瘦弱，心神失养，又遇痛失手足，内伤七情，肝气不疏，致诸脏受损，内脏阴液不足而成，故予甘麦大枣汤养心安神，补脾和中，润燥缓急。脾为后天之本，气血生化之源，故取八珍汤和当归养血汤之意，选生晒参、党参、生黄芪、炒当归、炒白术、炒白芍、炒川芎健脾益气以资气血生化之源，气血双补以润养五脏。柴胡、广郁金、川楝子、炒延胡索疏肝解郁，条达气机，甘杞子、女贞子、旱莲草、菟丝子、天门冬、怀山药、密蒙花、青葙子滋养肝肾，清肝明目，疗五劳七伤。桑寄生、金毛脊、厚杜仲、石楠叶、炒白扁豆、补骨脂补肾助阳，健脾助运。夜交藤、酸枣仁、珍珠母、灵磁石、山羊角、滁菊、僵蚕宁心安神，平肝潜阳。纵览全方，气血兼顾，滋水涵木，水火相济，"阴中求阳，阳中求阴"以达"阴平阳秘，精神乃治"。此外加以怡情疗法，认真倾听患者心声，循循善诱进行心理疏导，以达全效之功。

（原稿骆益君，骆春整理）

九、骆益君先生医案

1.不育症病例

病员：潘某。性别：男。年龄：40 岁。

职业：干部。

门诊号：102-450。

初诊日期：1982 年 8 月 16 日。

病史：结婚 7 年不育，曾经上海某医院检查，前列腺肥大，前列腺液检验脓细胞（+++），诊断为慢性前列腺炎，屡经西医治疗效不显。患者时有遗泄，头晕耳鸣，腰腿酸软，夜寐不酣，健忘多梦，咽干口燥，形容憔悴，小溲混浊不爽且有中断现象，溺后余沥不尽，性欲淡漠，偶尔同房，亦无射精（故未能检验精液），舌质红，苔薄黄，脉弦细数。证属肾阴亏损，阴虚火旺，湿热移于膀胱。

诊断：①不育症。②慢性前列腺炎。

治则：滋阴益肾降火，泄热渗湿化浊。

处方：知母、黄柏、生地、桑寄生、夜交藤、泽泻、金钱草、车前子、萹蓄、川萆薢、炒山栀、天冬、麦冬、生甘草。

上方加减服药 2 个月，遗泄逐渐减少，偶有溺行中断，夜寐仍不酣，咽干口燥余恙均改善，舌质偏红，苔薄，脉细数，下焦湿热渐化，水虚真阴亏损，心肾失交，治以益肾养阴，交通心肾，佐以清热渗利之味。1983 年 1 月后服下方为主，加减间歇服药至 1983 年底。

制萸肉、甘杞子、甜苁蓉、党参、生地黄、熟地黄、制黄精、泽泻、芡实、远志、制首乌、天麦冬、辰茯苓、炙甘草。

治疗效果：坚持治疗服药，达到预期效果。终于在 1984 年 5 月，其爱人得以受孕。

心得体会：治疗不育症同样必须审因求治，辨证施治，分清阴阳、寒热、虚实，不犯虚虚实实之戒，掌握"寒者温之""热者清之""阴平阳秘，精神乃治"的治疗大法。男性不育虽多数为肾亏阳虚，精液不足，然由于肾阴虚、热移膀胱者，临床亦屡见不鲜，盖肾主水藏精，肾虚败精流注，湿热渗入膀胱，则小便淋浊。正如《医宗必读》所说："心动于欲，肾伤于色……败精流溢，乃为白浊。"故本例用知柏地黄汤加减以滋阴益肾降火，佐以金钱草、车前子、萆薢、萹蓄、山栀等泄热渗利化浊，标本兼顾而获预期疗效。

整理日期：1985 年 2 月 26 日。

2. 不孕症病例

病员：孙某。性别：女。年龄：37 岁。

职业：工人。

初诊日期：1998 年 11 月 16 日。

病史：结婚 8 年不孕，4 年前其夫在外地工作，夫妇分居两地，因而情绪抑郁，月事先期，经水紫暗夹血块，经前七八天开始乳头乳房胀痛，临经腹痛胀满，上连胸胁，嗳气，便溏，舌质紫暗，边有瘀点，苔薄，脉沉弦，末次月经 10 月 31 日。证属肝郁气滞，郁久化火，火郁瘀热损伤冲任，胞络受阻，不通则痛。

诊断：原发性不孕症（肝郁气滞，郁久化火）。

治则：清肝解郁，疏理气血。

方用丹栀逍遥散合金铃子散加减。

处方：炒当归 10g，柴胡 6g，炒白术芍各 12g，广木香 10g，郁金 10g，香附 10g，桔叶核各 10g，川楝子 10g，炒延胡 10g，牡丹皮 10g，丹参 15g，焦栀子 10g，娑罗子 10g，炙甘草 6g。

每月经前一周服上方 7 剂，继以上方入加强活血祛瘀之味，如失笑散、留行子、赤芍、益母草等 5 ～ 7 剂。平时按照上法随症加减，症状日趋好转，月经正常，1999 年 2 月停药。

治疗效果：1999 年 5 月 23 日末次月经后怀孕，于 2000 年 3 月 8 日产一女婴。

心得体会：痛经临床上一般可概括为肝郁气滞、寒凝血瘀、气血虚弱、肝肾亏损，而肝郁气滞型在痛经中占多数，主要由于精神因素造成。朱丹溪云："气血冲和，万病不生；一有怫郁，诸病生焉，故人生诸病，多生于郁。"又云："经水将来腰疼腹痛，乃郁滞有瘀血。"叶天士更有"女子以肝为先天"之说，肝为藏血之脏、主疏泄，体阴而用阳，冲为血海，肝经之脉与冲脉相连，肝气疏泄有序，冲任和谐则月事正常，肝为刚脏最易动荡，如遇情志激动或所欲不遂，则抑郁不乐。气为血之帅，血随气行，肝气郁结，冲任之气不利，血为气滞可引起痛经。故七情致病亦较多见，调肝即调经，本病例为七情致病。《妇人良方》云："改易心志，用药扶持。"故在药物治疗过程中辅以心理治疗，达事半功倍之效。

3. 不孕症病例

病员：汤某。性别：女。年龄：33 岁。

职业：干部。

初诊日期：1999 年 5 月 19 日。

病史：结婚 3 年不孕，16 岁初潮，月经后期，经水淡少，一般 2 天干净，时感腰腿酸软，胸闷胀满，体态日丰，基础体温呈单相曲线，舌质淡，苔薄白腻，脉息细缓。B 超检查显示：子宫大小 45mm×30mm×25mm，左卵巢大小 24mm×28mm，右卵巢大小 23mm×26mm。

诊断：原发性不孕症（子宫发育不良）。

证属：素体肾气不足，冲任失养，脾虚运迟，精不化血，变生痰浊，流注奇经，隔阻胞宫则为不孕。

治则：先予健脾运中，祛湿化痰，疏通气血，续图补肾填精和血调经之剂。

方用苍附导痰汤加味。

处方：苍白术各 9g，制香附 10g，胆南星 6g，姜半夏 10g，茯苓 12g，陈皮 6g，炒枳壳 5g，海藻 12，昆布 12g，当归 10g，炒川芎 6g，丹参 15g，生山楂 15g，炙甘草 6g。

按照月经周期随证加减，经期加广郁金、牛膝、留行子等行血之品，治疗 2 个月后，体重有所减轻而经水量色好转，继进补肾填精、调养冲任，如仙灵脾、仙茅、覆盆子、肉苁蓉等继续调治约 2 月，基础体温呈典型双相曲线，月经按时而下。

治疗效果：1999 年 10 月 6 日末次月经后受孕，翌年 7 月 17 日足月顺产一男婴。

心得体会：痰，水类也，痰之所由，实生于脾，脾虚，无以运化水谷，而湿痰停聚下焦，久则流塞胞门。《济阴纲目》云："身体肥胖，子宫脂膜长满，经水虽调亦令无子，须服开宫之药，以消其脂膜。"故首用健脾运中燥湿，杜绝生痰之源，则水谷得以化血，在湿去痰消脂化的前提下，配合补肾填精充养血海之剂，循序而进，孕育之机自然而至。